„Nordseekinder"

Antje Hinrichsen · Hebamme auf Amrum

Hubertus Tigges

Umschlag: Kindermutmachlied
Text und Melodie: Andreas Ebert
© 1979 SCM Hänssler, 71087 Holzgerlingen

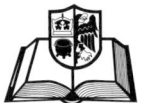

2. Auflage 2014
ISBN: 978-3-924422-98-1
© Verlag Jens Quedens, Amrum 2012
Gesamtgestaltung: Hubertus Tigges
Layout: Hubertus Tigges, Andreas Zimmermann
Druck: Husum Druck- und Verlagsgesellschaft mbH u. Co. KG

Inhalt

Vorwort

Nachdem meine Frau und ich uns entschlossen hatten, dass unsere Tochter auf Amrum zur Welt kommen sollte, plagten mich weiter große Bedenken. War das tatsächlich eine so gute Entscheidung? Musste es wirklich Amrum sein? Eine Insel? Wo, bitteschön, ist denn das nächste Krankenhaus? Wie sieht es mit der medizinischen Betreuung während der Schwangerschaft aus? Gibt es auf Amrum einen Gynäkologen? Nein, gibt es nicht. Aber auf der Nachbarinsel, auf Föhr. Doch um dorthin zu kommen, würden wir eine Stunde mit der Fähre unterwegs sein, zuzüglich Anfahrt zum Hafen, das Warten in Wyk, Rückfahrt, erneut eine Stunde …

„Ist das wirklich eine so gute Idee, auf Amrum zu entbinden?", fragte ich meine Frau. „Sollen wir nicht lieber zurück nach Berlin? … zum Beispiel." – „Beruhige dich," sagte sie, „es gibt ja eine Hebamme." – „Eine Hebamme?", fragte ich. „Das ist alles?"

Ja, das ist alles, und mehr bedarf es in der Regel auch nicht, damit ein Kind gesund zur Welt kommt. Aber mein Bewusstsein, dass immer darauf vertraute, von einer Apparatemedizin im Notfall gut versorgt zu werden, konnte sich anfangs mit der Vorstellung, dass es nur einen Menschen gibt, der Hilfe gebend zur Seite steht, nicht so recht anfreunden. Es schien mir zu wenig, einfach zu wenig. Eine Insel, rundherum nur Wasser, so entsetzlich viel Wasser … und die Fragen: Was geschieht, wenn die Wehen auf der Fähre einsetzen? Oder meine Frau gar nicht mehr bis zur Fähre kommt? Wenn es zu Komplikationen kommt? Was, wenn diese einzige Hebamme auch nicht da ist? Hilf Himmel, dachte ich, Amrum! Hätte sich dieses kleine Mädchen, unsere ungeborene Tochter, nicht einen anderen Ort aussuchen können?

Aber auch auf Amrum werden Kinder geboren. Seit Generationen. Als es noch keine Hochleistungsmedizin gab, stand werdenden Müttern nur die Hebamme zur Seite, Frauen, die mehr über das Geborenwerden wussten als andere. Frauen, die Trost gaben und das Neugeborene in Empfang nahmen, wenn es in die Welt schlüpfte. Also: Kein Grund zur Sorge, sagte ich mir und tatsächlich: Nie bestand Anlass, sich um das Wohl unserer Tochter Gedanken zu machen, weil meine Frau bei Amrums Hebamme Antje Hinrichsen in den besten Händen war.

Hebamme auf Amrum zu sein, ist eine besondere Aufgabe. Sie unterscheidet sich in Vielem von der Arbeit der Hebammen auf dem Festland. Dieses Besondere soll in den nachfolgenden Ausführungen deutlich werden, in Geschichten, die Antje während ihrer 15 Jahre währenden Tätigkeit als Hebamme auf Amrum erlebte. Dramatische Geschichten, melancholische Geschichten, die das „Normale" dieser Arbeit ebenso wiedergeben wie das Ungewöhnliche.

In Antjes Geschichte eingeflochten ist die unsere. Immer wieder wird die Stimme des Autors zu hören sein, die beschreibt, wie seine Frau, er und letztlich auch unsere Tochter die zehn Monate erlebten, vom ersten Monat der Schwangerschaft bis zur Geburt und ein wenig darüber hinaus.

Antje Hinrichsen war uns mehr als nur eine Geburtshelferin. Sie war und ist mit ihrer Aufmerksamkeit, ihrer Einsatzbereitschaft, ihrer Liebenswürdigkeit und ihrem großen Herzen eine so wertvolle Unterstützung gewesen, dass ich sie nicht habe missen mögen in dieser Zeit auf Amrum, die für mich mit der Geburt meiner Tochter im Krankenhaus in Wyk mit der Unterstützung Antjes und des Frauenarztes Walther Ranke die wunderbarsten Momente meines Lebens bereithielt. Dafür sage ich Danke! und: Ja, es war gut, dass meine Frau und ich die Schwangerschaft und das erste Jahr nach der Geburt des Kindes auf Amrum erlebten und uns Antje in der Nachsorge Hilfe gebend zur Seite stand.

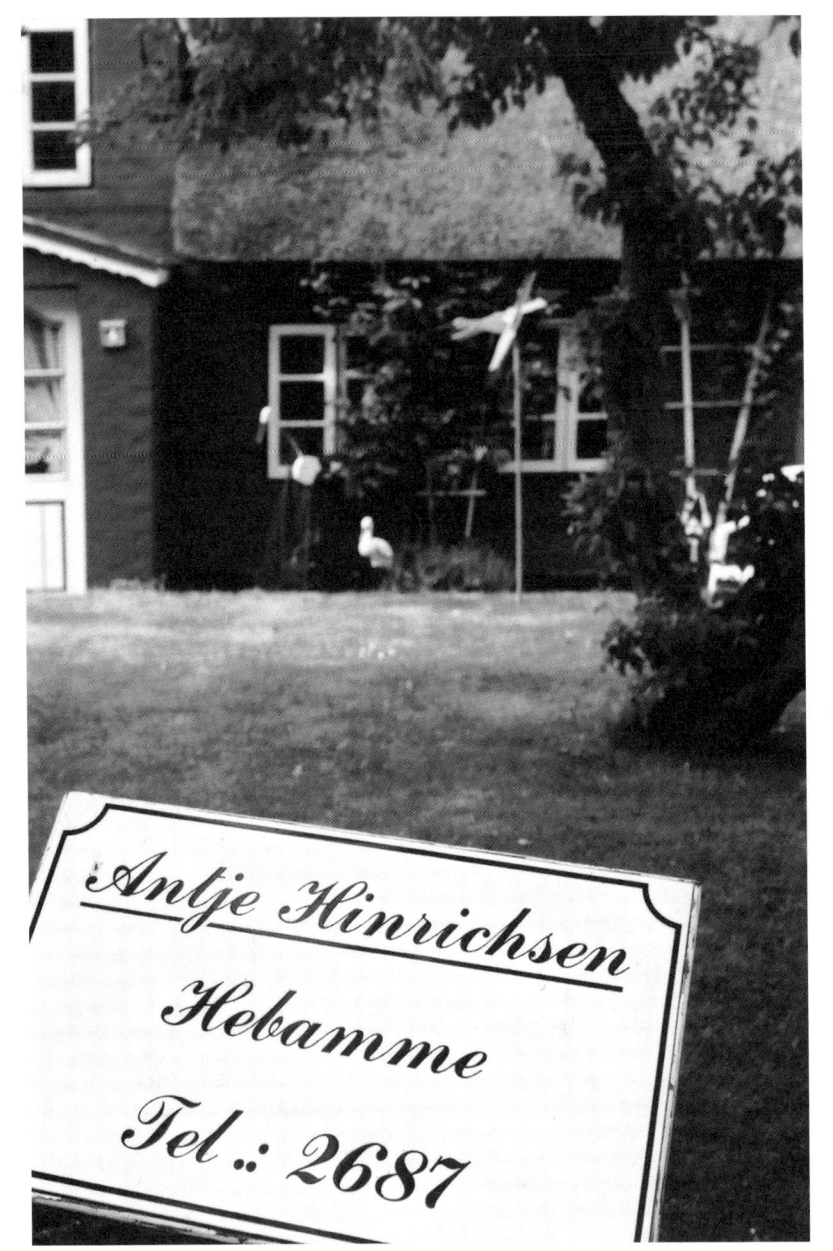

Beruf … Berufung

Antje Hinrichsen wurde im Oktober des Jahres 1963 in einem alten Friesenhaus im Strunwai, das ihre Vorfahren im 19. Jahrhundert erworben hatten, in der Gemeinde Norddorf auf Amrum geboren. Eine Hausgeburt war zur damaligen Zeit eher die Regel als die Ausnahme. Sie war das dritte Kind der Eheleute Carla, geborene Schuldt, und Ocke Hinrichsen. Neun bzw. zehn Jahre zuvor hatte Antjes Mutter bereits einen Sohn und eine Tochter zur Welt gebracht. Die Mutter war Amrumerin, der Vater stammte von der Nachbarinsel Föhr. Die Hebamme, die damals Antjes Mutter zur Seite stand, hieß Adele Hartung, die von 1935 bis 1967 als Geburtshelferin oder „föörstuner", wie es auf Amrumfriesisch heißt, auf der Insel tätig war.

Antje ging in die Dörfergemeinschaftsschule in Nebel, legte dort ihren Realschulabschluss ab und begann im Anschluss eine zweijährige Ausbildung zur Arzthelferin. Eine Anstellung fand sie in der Praxis von Frau Dr. Kerler in der Mittelstraße in Wittdün, eine der beiden niedergelassenen Ärzte auf Amrum, die jedoch 2011 ihre Kassenzulassung zurückgegeben hat.

Der Wunsch, sich in einem medizinischen Beruf ausbilden zu lassen, war immer in Antje lebendig gewesen. *„Ich wollte immer schon im medizinischen Bereich arbeiten, das wusste ich schon, als ich noch zur Schule ging. Meine Patentante war MTA (Medizinisch-technische Assistentin, H. T.) und wollte unbedingt, dass ich auch MTA wurde, aber ich fand es langweilig, in irgendeinem Labor zu sitzen. Da ich noch keine 18 war, musste ich mich für was Anderes entscheiden. Gut, habe ich gesagt, dann werde ich erst einmal Arzthelferin, dann kann ich immer noch schauen, was ich mache."* (Antje)

Somit fand ein Familienerbe, das seit Generationen geschlummert zu haben schien, wieder seinen Ausdruck, denn Antjes Urgroßvater Erich Hoffmann besaß die Erlaubnis, als Heildiener zu wirken. Im Jahre 1895 kam der in Sprottau, einer Stadt im damaligen Schlesien, geborene Barbier nach Amrum. 1894 bescheinigte ihm das Königliche Polizeipräsidium zu Berlin, als staatlich geprüfter Heildiener tätig sein zu dürfen. Der Text der Urkunde, die in Antjes Wohnzimmer gerahmt an der Wand hängt, lautet:

„Der Barbier Erich Hoffmann, am 16. September 1871 zu Sprottau geboren, hat in der mit ihm angestellten vorschriftsmäßigen Prüfung seine Befähigung für die nachstehende auf ärztliche Vorschrift auszuführende Operation: Aderlass, Schröpfen, Blutegel anlegen, Zahnausziehen, Anlegen von Bandagen, für Assistenz bei chirurgischen Operationen und für das Desinfektionsverfahren in genügender Weise dargetan. Derselbe hat hierdurch das Recht erworben, sich als geprüfter Heildiener zu bezeichnen. Es wird indes hierbei vorausgesetzt, dass der oben genannte Hoffmann sich bei Ausübung seines Gewerbes strenge innerhalb der Grenzen der ihm bescheinigten Befähigung halten werde und dabei bemerkt, dass bei Überschreitung vorstehender Befähigungsattest und damit das Recht, sich als geprüfter Heildiener zu bezeichnen, nach Paragraph 53 Gewerbeordnung aberkannt werden wird. Königliches Polizeipräsidium, Abteilung 1, gez. Friedhelm"

Erich Hoffmann, Antje Hinrichsens Urgroßvater, arbeitete in der Satteldüne, die zu dieser Zeit ein Hotel war, als Friseur. Er lernte seine Frau, Clara Georgine Bork, kennen, eine Amrumerin, die am 18.03.1882 in Norddorf geboren wurde, und blieb auf der Insel. Das Ehepaar lebte in dem Haus, in dem Antje heute noch wohnt. In dem Bungalow, der neben dem Haus steht, betrieben sie ihr erstes Friseurgeschäft. Später wurde ein Gebäude auf der gegenüberliegenden Straßenseite zum Damen- und Herrensalon umgebaut. Der Urgroßvater starb früh. Während einer Seefahrt stürzte er eine Treppe hinunter und brach sich den Schädel. Eine Metallplatte wurde eingesetzt, doch die Schmerzen, die er Zeit seines verbliebenen Lebens auszuhalten hatte, waren so groß, dass sie ihn schier um den Verstand brachten. Er starb schon im Jahre 1913 in Schleswig.

Die Angehörigen der nachfolgenden Generationen blieben dem Friseurhandwerk treu. In dem Laden wurden jedoch nicht nur Haare geschnitten, sondern auch frühzeitig Andenken und Spielzeug verkauft. *„Mittig war der Laden, rechts war Damen-, links war Herrensalon. Der Laden wuchs immer weiter. Nachdem mein Großvater 1973 gestorben war, wurde dessen Wohnzimmer zum Friseursalon umgestaltet. 1976 ist das Friseurgeschäft geschlossen worden, und dann war nur noch Laden."* (Antje)

Antjes Schwester hingegen führte das Geschäft mit ihrem Mann, den sie auf der Meisterschule für das Friseurhandwerk kennen lernte, als Andenken- und Spielzeugladen weiter. Als Antjes Vater 1982 gestorben war, verpachtete ihre Mutter das Geschäft an ihren Schwiegersohn. Zunächst wurden auch noch Drogerieartikel verkauft, doch als sich ein Discounter auf der Insel ansiedelte, war damit Schluss.

Antje war acht Jahre lang bei Frau Dr. Kerler tätig. 1990 verließ sie im Alter von 27 Jahren die Insel, um sich an der Michaelis-Hebammenschule in Kiel in einer drei Jahre dauernden Schulung zur Hebamme ausbilden zu lassen. Nach der erfolgreich bestandenen Prüfung arbeitete sie weitere vier Jahre in der Universitätsklinik in Kiel, bis ihre Vorgängerin auf Amrum, Frau Marret Claußen, in Rente ging. Am 1. April 1997 begann Antje Hinrichsens offizielle Tätigkeit als Hebamme auf Amrum.

Der Entschluss, Hebamme zu werden, reifte also langsam. Die ehemaligen Klassenkameradinnen bekamen ihre ersten Kinder, dort traf Antje auch die Hebamme Marret Claußen, doch wann genau in ihr der Wunsch entstanden war, diesen Beruf auszuüben, kann sie nicht mehr sagen. Antjes Onkel behauptet hartnäckig, er habe sie auf die Idee gebracht, weil sie als junges Mädchen zur Lammzeit immer auf seinem Hof gewesen sei und sie das Geburtsgeschehen außerordentlich interessiert habe. Tatsächlich musste sie auch einmal Geburtshilfe leisten, wobei sie durch ihr energisches Eingreifen gleich drei Lämmern das Leben gerettet hat.

> Mitte Januar 2009 teilte mir meine Frau mit, dass sie schwanger ist. Mein Lebensmittelpunkt war damals Berlin, während sie seit knapp sieben Jahren auf Amrum lebte. Jeden Monat fuhr sie zu mir, oder ich reiste mit der Bahn und der Fähre auf die Nordseeinsel. Mit der Ankündigung, dass in neun Monaten ein neues Familienmitglied bei uns sein würde, verband sich die Frage, wo wir in Zukunft leben würden – auf Amrum oder in Berlin. (Hubertus)

Ausbildung in Kiel

Antje hatte sich an verschiedenen Hebammenschulen in Norddeutschland beworben. Bei der Wahl des Standortes spielte nicht zuletzt der Wunsch eine Rolle, regelmäßig, das hieß vor allem an den Wochenenden, nach Amrum zurückkehren zu können. Nur nicht zu weit fort von der Heimatinsel, das war Antjes großer Wunsch. Sie bewarb sich in Hamburg, doch von dort bekam sie eine Absage. Dann schickte sie ihre Bewerbungsunterlagen an die Hebammenschule in Kiel – und wurde eingeladen. *„Das Bewerbungsgespräch war schon ganz witzig. Wir waren immer zu zweit in diesem Schulbüro mit zwei Hebammen, die das Gespräch durch-*

führten. Die Hebamme, die das Gespräch mit der anderen Kandidatin führte, mischte sich immer in meins ein und fragte: Wie? Sie sind von Amrum? Sie hatte schon eine auf Sylt und auf Föhr und sagte: Auf Amrum will ich auch noch eine haben." (Antje)

In Kiel wurde sie schließlich als eine von zwanzig Auszubildenden aus einer Bewerberzahl von annähernd tausend Frauen ausgewählt. Als sie davon erfuhr, dass sie einen Platz an der Michaelis-Hebammenschule erhalten hatte, konnte sie es zunächst nicht glauben. Aber sie hatte es geschafft, und so begann sie am 1. Oktober 1990 ihre Ausbildung in der Landeshauptstadt, die drei Jahre dauern sollte und sich in je einjährige Unter-, Mittel- und Oberkurse gliederte.

Praxiseinheiten in der Klinik wurden von Schulblöcken abgelöst. Als Hebammenschülerin wurde Antje schon häufig zu Nachtdiensten eingesetzt, die immer im Kreißsaal stattfanden. Aber die Ausbildung beschränkte sich nicht nur auf die Arbeit auf der Station für Schwangere und Gebärende, sondern sie nahm auch sechs Wochen lang Einblick in die Tätigkeit im OP, sechs Wochen war sie in der Kinderklinik, arbeitete zweimal vier Wochen auf der Wochenbettstation, zweimal vier Wochen im Kinderzimmer, auf der Station für Risikoschwangerschaften, in der Schwangerenambulanz, auf der chirurgischen Station und sechs Wochen auf der Station für Innere Medizin. An jedem zweiten Wochenende war sie für einen Dienst eingeteilt, egal, ob es nun Weihnachten, Silvester oder Ostern war.

Ergänzend zu der Ausbildung in der Hebammenschule absolvierte Antje ein zweiwöchiges Praktikum bei einer freiberuflichen Hebamme in Barsinghausen und konnte dort eine *„wunderschöne Hausgeburt"* (Antje) miterleben. Das war gleichzeitig ihre erste Badewannengeburt, an der sie teilnahm.

So umfassend und vielfältig wie ihre Tätigkeit in den verschiedenen Bereichen eines Krankenhauses war auch die Prüfung, die sie nach drei Jahren ablegte: Abgefragt wurde ihr Wissen über die Pädiatrie, also die Kinder- und Jugendmedizin, die Geburtshilfe, die Hygiene, die Mikrobiologie, die innere Medizin. Des weiteren wurde sie zu Themen der Gynäkologie, der Anatomie und der Gesetzeskunde befragt.

Zu Beginn der Ausbildung in der Michaelis Hebammenschule durfte sie bei Geburten nur zuschauen, ohne selbst Hand anzulegen. *„Damals gab es noch relativ viele Hebammen und viele Hebammenschülerinnen, die zu den Geburten mitgingen. Für die Frauen war es natürlich etwas nervig, wenn wir zusätzlich noch mitgegangen sind. Da musste man immer etwas abwägen. Aber zu Anfang ging es erst einmal darum: zuschauen."* (Antje)

Die erste selbstständig betreute Geburt fand an einem Sonntag statt. An diesem Tag durfte sie in Begleitung der Hebamme ihren ersten Dammschutz durchführen. Der Dammschutz ist eine Maßnahme, um das Dammgewebe bei der Geburt des kindlichen Kopfes vor dem Einreißen zu bewahren. Dabei stützt die Hebamme das Dammgewebe, sobald der Kopf des Kindes dieses zu dehnen beginnt.

Die Frau, deren Kind Antje zur Welt zu bringen half, war ohne Begleitung. Antje war die Situation etwas unangenehm, denn die Hebamme stellte unablässig Fragen. *„Warum muss ich jetzt ausgerechnet unsere Hebamme haben? Ständig fragt die was! Das war ja nicht zu meinem Nachteil. Aber ich war ja aufgeregt und fragte mich: Mach ich jetzt alles richtig? Wie geht das jetzt? Wie fühlt sich das an? Ich war eine von denen, die ganz viel Damm intakt hatte, bei der also kein Dammschnitt gemacht wurde. Dann habe ich mir immer überlegt, wenn die anderen Kurskolleginnen erzählt haben: Wo mache ich denn meine Hände dann hin, wenn der Arzt schneidet?"* (Antje)

Auf Amrum hatte sie während ihrer Arbeit bei Frau Dr. Kerler nie eine Geburt miterlebt. Kam eine schwangere Frau in die Praxis, die Wehen hatte, wurde Frau Claußen, die Hebamme, gerufen. Nur in dem Fall, dass Frau Claußen schon eine Geburt zu begleiten hatte, setzte sie einen der beiden Inselärzte an das Bett der Schwangeren, damit die nicht alleine blieb.

Das theoretische Wissen über die „Technik", wie einem Kind auf die Welt zu helfen war, hatte sich Antje in Kiel in den Wochen und Monaten zuvor angeeignet. Außerdem gab es noch das „Phantom", den Unterleib einer Frau aus Hartplastik, an dem mithilfe einer Babypuppe, bei der gut die Fontanelle zu ertasten war, die Geburt simuliert werden konnte. An diesem Modell wurde den Hebammenschülerinnen gezeigt, wie die Gebärende zu untersuchen war. Den „Trockenübungen" folgte das Lernen durch Zuschauen, bis sie dann schließlich selbst Hand anlegen durfte. Das geschah immer in Anwesenheit einer ausgebildeten Hebamme, und als Antje ihr erstes Kind „zur Welt brachte", lagen die Hände der Hebamme auf dem Kopf des Kindes.

Antje hatte das Glück, dass sie bei ca. fünfzig „normalen" Geburten dabei sein konnte. Zwanzig sollten es laut Ausbildungsvorgaben sein. Die Hospitation bei Geburtsvorgängen, bei denen eine Saugglocke eingesetzt werden musste, oder bei Kaiserschnitten erweiterten ihren Erfahrungsschatz. Beckenendlagengeburten, Geburten also, bei denen nicht der Kopf des Kindes, sondern das Becken vorangeht, wurden während ihrer Ausbildungszeit nicht automatisch in den Operationssaal gefahren, um die Kinder mit einem Kaiserschnitt zu entbinden. Kam es aber doch dazu, assistierte sie dem Oberarzt und nahm die Kinder in Empfang. Auch Zwillings-, Drillings-, gar Vierlingsgeburten konnte sie begleiten. Diese Frauen waren häufig schon Wochen vor der Geburt zur Beobachtung auf der Risikoschwangerenstation.

Trotz der vielen Stunden, die Antje im Kreißsaal verbracht, trotz all des theoretischen Wissens, das sie sich angeeignet hatte, war sie aufgeregt vor ihrer ersten Geburt. Schaffe ich das jetzt auch alles?, fragte sie sich. Natürlich hatte sie mit den Frauen geredet, bei deren

Geburt sie im Kreißsaal anwesend war, hat mit ihnen geatmet oder ihnen den Rücken massiert, doch wenn die Hebamme erschien, veränderte sich die Atmosphäre, und Antje konzentrierte sich in dieser Situation zunächst einmal auf ihre Lehrerin.

In den Jahren der Ausbildung wurde den Hebammenschülerinnen nichts geschenkt. An manchen Tagen wurde Antje abends an das Bett einer Kreißenden gesetzt und konnte erst am anderen Morgen das Zimmer wieder verlassen. Sie kontrollierte das CTG (Cardiotokograph, Wehenschreiber), machte ihre halbe Stunde Pause, doch ansonsten saß sie unausgesetzt neben der Schwangeren. *„Dann gab es natürlich auch solche Fälle, in denen die Hebamme dich rausgeschickt hat – Machen Sie doch noch einmal den Topf leer! – und dann kamst du wieder, dann war das Kind da.“* (Antje)

In dieser Zeit begannen die Frauen, in Seitenlage zu entbinden oder im Vierfüßerstand. Oder auf einem Hocker. *„Das war natürlich erst einmal außergewöhnlich und spannend. Da fragtest du dich dann: Wo lege ich denn jetzt die Hände genau hin, wenn die Frau im Vierfüßerstand ihr Kind zur Welt bringen will?“* (Antje)

Etwa dreißig Hebammen waren in der Kieler Universitätsklinik tätig. Doch gab es so viele Schülerinnen aus den verschiedenen Ausbildungsjahrgängen, dass Antje gern Nachtdienste übernahm. Drei Hebammen und drei Schülerinnen waren in den Nachtstunden tätig. Antje begleitete dann ihre „feste“ Lehrerin, die sie anleitete, für einige Nächte und konnte sich auf deren Eigentümlichkeiten einstellen. Die eine Hebamme wollte, dass das Wärmetuch vor der Geburt schon ausgepackt war, die andere bevorzugte es, dass es ins Bett gelegt wurde. *„Das war einigen Hebammen dann schon wichtig, so nach dem Motto: Frau Hinrichsen, wir haben jetzt schon fünfmal zusammengearbeitet, das müssen Sie eigentlich jetzt wissen.“* (Antje)

Antjes Einsatz im Kreißsaal hing nicht zuletzt davon ab, mit welcher Hebamme sie zusammenarbeitete. Einige ließen ihr freie Hand, weil sie wussten, dass Antje die Fähigkeiten und das Wissen besaß, um die Arbeiten auszuführen. Andere waren etwas zurückhaltender.

Eine vollständige Begleitung der Geburten und das Ausstellen der Dokumente, die das Geburtsgeschehen beschrieben und testierten, geschah erst zum Ende des Oberkurses. *„Dann war es auch so, dass die Hebammen gesagt haben: So, Frau Hinrichsen, wir proben jetzt mal den Ernstfall. Sie machen jetzt mal, sagen mir vorher, was Sie machen wollen und wann Sie es machen wollen, aber dann machen Sie mal."* (Antje)

Die Frauen, die sich dazu entschlossen, in der Uni-Klinik zu entbinden, wussten, dass es sich um einen Ausbildungsbetrieb handelte, in dem auch eine Hebammenschülerin an ihrer Seite stehen konnte. Bei der Examensgeburt wurde die Frau natürlich gefragt, ob sie von einer solchen entbunden werden wollte. Nun lag die gesamte Betreuung von der Aufnahme der Patientin über die Geburt bis zur Wochenbettversorgung in der Hand der Hebammenschülerin. Eine Hebamme und ein Arzt waren bei der Geburt als Prüfer anwesend. Antje musste beschreiben und begründen, was sie gerade machte.

Auf ihre Examensgeburt musste Antje einige Zeit warten. Entweder bekamen die Frauen, die während ihrer Dienstzeit entbanden, einen Kaiserschnitt, oder das Kind wollte nicht in den Stunden zur Welt kommen, in denen Antje arbeitete. Es war zum Verzweifeln. Ihre Hebamme sagte: „Frau Hinrichsen, Sie bekommen alles von mir, aber lassen Sie dieses Kind spontan raus! Und zwar heute noch!"

Die Frau, deren Entbindung schließlich ihre praktische Examensprüfung wurde, war 18 Jahre alt. Ihre Mutter begleitete sie. Die junge Frau machte es Antje nicht leicht. Sie klagte über Schmerzen und Unwohlsein und hörte in keiner Weise auf das, was Antje ihr sagte.

Grundsätzlich gab es die strikte Anweisung, dass keine Patientin geduzt werden durfte. Aber nach einer halben Stunde wusste sich Antje nicht mehr zu helfen. Warum musste sie dieses Mädchen zu ihrem Examen bekommen? Das konnte ja nicht gut gehen, die machte ja überhaupt nicht, was sie sollte. Schließlich sagte sie zu der jungen Frau: „Also, ich bin Antje!", und plötzlich, als hätte das Angebot, sich mit Vornamen anzureden, eine Mauer niedergerissen, entspannte sich die Situation und die Zusammenarbeit wurde viel besser. Doch Antjes Verhalten gefiel der Hebamme gar nicht. „Frau Hinrichsen", sagte sie zu Antje, „Sie kommen sofort mit vor die Tür!" Aber nachdem ihr Antje erklärt hatte, dass eine vertrauliche Ansprache bei dem Mädchen eine gewisse Entspannung bewirkt hatte, sagte die Hebamme: „Na gut, dann machen Sie mal weiter."

Nachdem das Kind schließlich geboren war, kam die Plazenta nicht. Oh nein, dachte Antje, warum geschieht das alles bei mir? Doch dann war auch das geschafft, das Kind wurde gewogen und gemessen, also die U1[1], die erste Untersuchung des Babys, durchgeführt, und die Hebamme sagte: „Frau Hinrichsen, Sie machen das jetzt mal. Ich weiß ja, dass Sie das können." Doch die Aufregung blieb. Das ist doch meine Prüfung!, sagte sie sich. „Ja, ja", erklärte die Hebamme, „Sie machen das schon." *„Und dann habe ich der Oma alles erzählt. Alles, was ich wusste, habe ich der Oma mitgeteilt, so nach dem Motto: Das ist eine Prüfung, dann muss die Oma das jetzt erzählt bekommen. Die fand das natürlich spannend, dass ich ihr das alles erzählt habe."* (Antje)

Vier Anläufe waren nötig, damit Antje „ihr" Kind schließlich zur Welt bringen konnte. Sie musste eine normale Geburt betreuen. Es sollte also keine Beckenendlage vorliegen. Bei der ersten Patientin musste letztlich eine Saugglocke eingesetzt werden, um den Geburtsvorgang zu unterstützen. Hier hatte Antje schon die gesamte Betreuung übernehmen müssen, aber letztlich zählte die Geburt nicht. Die zweite Frau landete im OP und wurde per Kaiserschnitt entbunden, und die dritte Schwangere, bei der Antje ihre Examensgeburt ablegen sollte, entband erst zwei Stunden, nachdem sie ihre Schicht beendet hatte.

Die Ausbildung zur Hebamme wurde mit einer praktischen, einer mündlichen und einer theoretischen Prüfung abgeschlossen. Zur praktischen gehörte neben der Geburtsbegleitung ein Einsatz in der Schwangerenambulanz. Dort führte Antje in Anwesenheit eines Arztes eine Vorsorgeuntersuchung durch. Das Kind lag in Beckenendlage. Die musste Antje ertasten, erklären, wie in einem solchen Fall zu verfahren war, den Blutdruck messen, ein CTG schreiben und beurteilen.

Der zweite Teil der praktischen Prüfung bestand in der Betreuung einer Geburt. Und schließlich hatte Antje auf der Wochenbettstation das Entlassungsgespräch mit einer Frau zu führen, sie u. a. darauf hinzuweisen, wie es mit der medizinischen Betreuung des Kindes weiterging.

Schriftlich wurden die Hebammenschülerinnen in Gesetzeskunde, Anatomie, Geburtshilfe, Krankenpflege, Pädiatrie und Gynäkologie geprüft. Das ganze Verfahren wurde schließlich durch die mündliche Prüfung abgeschlossen. *„Morgens gab es Frühstück. Ganz toll! Im Ärztekasino. Kein Mensch hat was gegessen, nur unsere Prüfer.“* (Antje)

Von den zwanzig Frauen, die drei Jahre zuvor in der Elisabeth Hebammenschule ihre Ausbildung begonnen hatten, schafften neunzehn ihre Prüfung. *„Dann sind wie gemeinschaftlich in die Bibliothek und bekamen unsere Urkunden und Zeugnisse. Danach sind wir schreiend und jubelnd durchs Haus und haben Sekt verteilt.“* (Antje)

Noch heute pflegt Antje Kontakt zu einigen der Frauen, mit denen sie drei Jahre lang die Ausbildung durchlaufen hat. *„Ich habe eine Kollegin in Flensburg. Wenn ich Frauen nach Flensburg verlege, dann rufe ich die immer an: Frauke, kannst du dich mal bitte* *kümmern und mir erzählen, was da los ist. Das ist dann schon ganz praktisch."* (Antje)

Eine der ehemaligen Hebammenschülerinnen gehört bis heute zu ihren besten Freundinnen, bei der Antje die Patenschaft für eine Tochter übernommen hat. Viele der Absolventinnen sind jedoch nicht mehr als Hebamme tätig, während andere diesen Beruf nach dem Abschluss der Ausbildung niemals ausgeübt haben. Auch die Verbindung zur Uni-Klinik in Kiel ist nicht mehr sehr eng. Neben zwei oder drei Ärzten kennt Antje noch eine Hand voll Kolleginnen. Der Kreißsaal ist zwischenzeitlich umgebaut, die Klinik ist um eine Kinderintensivstation erweitert worden. *„Das ist alles viel schöner geworden, mit Badewanne, voll Hightech, du kannst dir in jedem Zimmer die CTGs angucken. Das gab es zu meiner Zeit noch nicht."* (Antje)

Am Tag ihres Examens erfuhr Antje, dass sie in der Klinik im Kreißsaal weiterarbeiten konnte. Sie hatte sich um eine Festanstellung beworben und bekam zunächst eine halbe Stelle als Hebamme, die später in eine Vollzeitstelle umgewandelt wurde.

Im März 1997, dreieinhalb Jahre später, verließ sie schließlich die Klinik, um auf Amrum die Stelle der Hebamme von Marret Claußen zu übernehmen, die mit 60 Jahren in Rente ging. Die Option, in Kiel zu bleiben, bestand für Antje nicht, weil sie unbedingt zurück wollte auf die Insel, auf der sie geboren und aufgewachsen war. *„Ich habe manchmal auch gedacht, du bist wohl ein bisschen übermütig, von wegen Hausgeburten, was hast du da eigentlich vor. Und die Ärzte zogen mich auf. Frau Hinrichsen, was wollen Sie denn auf Ihrer Hallig?, sagten sie. So öko-alternativ hatten wir Sie gar nicht eingeschätzt. Aber wieso sollte ich öko-alternativ sein, wenn ich Hausgeburten betreue, fragte ich mich. Auch auf dem Examensfest fragten die Ärzte: Na, Frau Hinrichsen, wo gehen Sie hin? – Nach Amrum. – Wie? Da gibt es doch gar kein Krankenhaus."* (Antje)

Ende Januar fuhr ich nach Amrum. Berlin-Hamburg mit der DB, dann weiter nach Niebüll, von dort mit der NEG nach Dagebüll, zwei Stunden Fahrt mit der Fähre. Ankommen nach etwa neun Stunden. Ich freute mich auf das kleine Wesen, das da heranwuchs, kaum größer als ein Fingernagel jetzt, aber ich fragte mich auch, ob wir nicht doch besser nach Berlin zurückkehren sollten. Klar, die frische Luft auf Amrum, die Ruhe, keine Hektik und Aufgeregtheit, all das sprach dafür, dass meine Frau die Schwangerschaft auf der Insel erlebte und das Kind hier zur Welt kommen sollte. Hier?

Nein, nicht hier – doch wohl im Krankenhaus in Wyk. Oder? Bitte keine Hausgeburt!, dachte ich. Schwanger auf Amrum war für mich schon abenteuerlich genug. Wir wollten es doch nicht übertreiben. (Hubertus)

Rückkehr nach Amrum

Nein, ein Krankenhaus gibt es auf Amrum nicht, und so empfand Antje es schon als etwas abenteuerlich, auf ihre Insel zurückzukehren, um dort als Hebamme zu arbeiten. Die Ausbildung in der Universitätsklinik in Kiel hatte sie zu einer hoch qualifizierten Fachkraft gemacht und ihr einen großen Erfahrungsschatz beschert, auf den sie nun zurückgreifen konnte. Dennoch: *„Es ist schon anders, wenn man plötzlich alleine da steht und nicht klingeln kann, dass eine Kollegin kommt oder ein Kinderarzt."* (Antje)

Am 27. März 1997 erhielt Antje von Marret Claußen alle „Insignien" des Hebammenstandes auf Amrum: Schaumstoff-matratzen, auf denen die Frauen die Schwangerschaftsgymnastik ausführten, den Inhalt des Hebammenkoffers, in dem sich neben einer Hängewaage, in der schon Antje als Neugeborene gewogen worden war, auch Nabelklemmen und Nahtbesteck befanden.

Am 11.04.1997 wurde Marret Claußen im St. Clemens Hüs vom Landrat verabschiedet, während Antje in ihr Amt einge-führt wurde. *„Vom Amt bekam ich einen kleinen Strauß, von den Müttern einen großen."* (Antje)

Hinsichtlich der Vergütung ihrer Arbeit ergab sich jedoch eine nicht unerhebliche Veränderung. Frau Claußen war beim Kreis-gesundheitsamt Nordfriesland angestellt gewesen und hatte ein Festgehalt bekommen. Alle Aufgaben, die für sie als Hebamme anfielen, wurden zusätzlich honoriert. Marret Claußen wurde immer dann aktiv, wenn das Gesundheitsamt sie aufforderte, also bei Impfungen, bei Schuluntersuchungen, wenn Läuse in der Schule bei den Kindern auftraten oder wenn es in einer Familie einen erhöhten Bedarf an Fürsorge gab. Sie war also gewisser-maßen eine „sozialpflegerische Familienhebamme".

Während Marret Claußen also noch mit einem monatlichen Festgehalt rechnen konnte, sollte Antje nicht mehr in den Genuss dieses Angestelltenverhältnisses kommen und musste sich über-legen, wie sie mit dieser Situation umgehen sollte. Neben ihrer freiberuflichen Tätigkeit als Hebamme begann sie, halbtags in dem Geschäft ihrer Schwester und ihres Schwagers, dem Andenken- und Spielzeugladen, der aus dem Friseurgeschäft hervorgegangen war, zu arbeiten. Ein Zusatzverdienst ergab sich durch die Vermietung einer Ferienwohnung an Amrum-Gäste.

Dennoch hat sie hin- und hergerechnet, ob sie finanziell über die Runden kommen würde mit ihrer Arbeit als Hebamme. Zusätzlich zu den Insulanerinnen würden Jahr für Jahr schwangere Touristinnen kommen, die ihre Hilfe in Anspruch nehmen sollten. Aber würde das reichen?

> Nach Föhr. Anfang Februar. Eine Stunde Fahrt mit der Fähre, um in der gynäkologischen Praxis von Herrn Ranke den bildhaften Beweis der Existenz des Kindes erstellen zu lassen. Da war sie – für mich war dieses winzige Wesen, dass der Ultraschall sichtbar machte, von Anfang an eine „Sie" – 9,3 Millimeter groß. Ein Wunder! Ja, und in diesem winzigen Körper schlug ein Herz, ein winziges Herz! Ich war selig! Glücklich! Nicht mehr von dieser Welt! Hob ab! Was ich dort gesehen hatte, veränderte alles – sogar meine Einstellung zu der Frage, ob das Kind auf Amrum zur Welt kommen sollte oder nicht.

> Einige Tage später fuhr ich zurück nach Berlin, aber es stand fest: Ich wollte bei meiner Frau und dem winzigen Wesen sein, das Tag für Tag heranwuchs und ... – ja, meinetwegen: Amrum. (Hubertus)

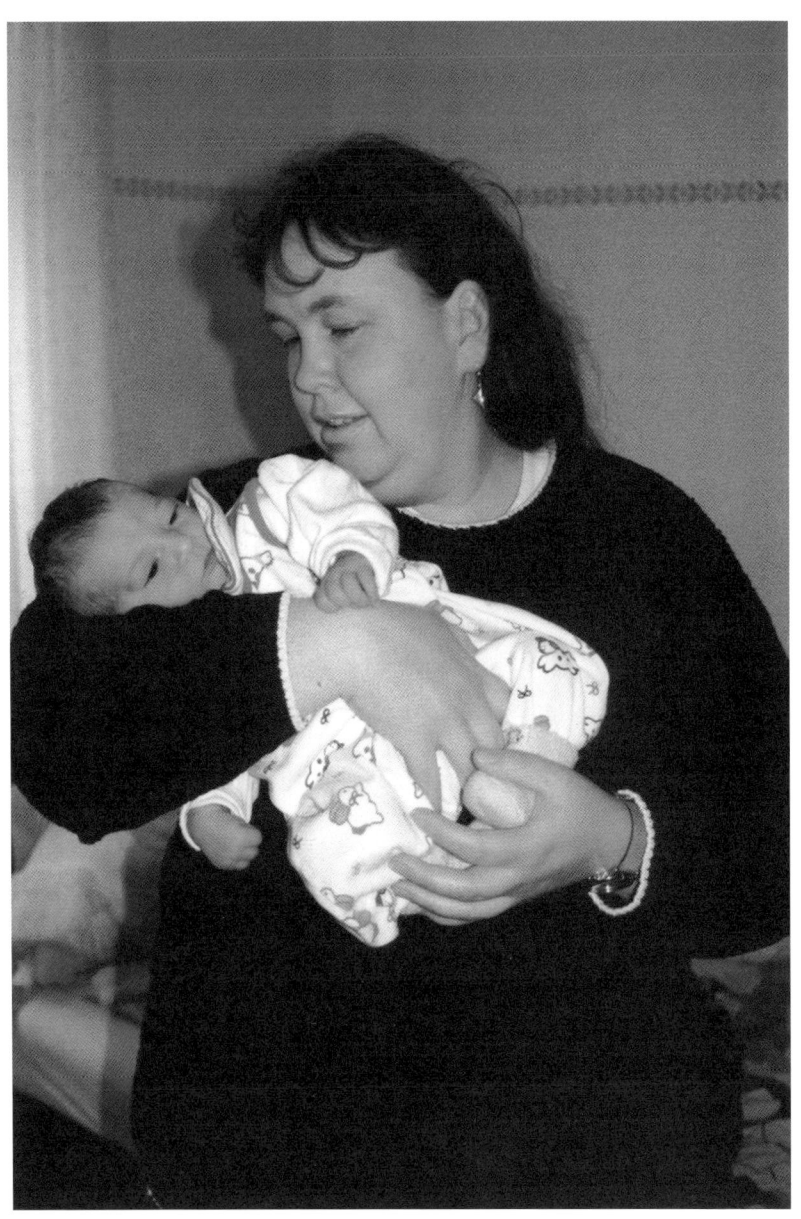

Antje und Merle

Erster Einsatz

„03.05., 23:15 Uhr, Gela, Klaus und ich sind im Domizil und quat-schen. Da geht das Handy. Panik. Die erste Hausgeburt droht." (Antje)

Die erste Hausgeburt auf Amrum ist auch für Antje ein auf-regendes Ereignis. Während das erste Kind der Insulanerin, die Antje betreut, noch in einer Klinik geboren wurde, soll das zwei-te zuhause das Licht der Welt erblicken. Der Vater, der bei der Klinikgeburt nicht dabei gewesen ist, sitzt nun neben seiner Frau. Es ist für alle Beteiligten also das „erste Mal": für die Schwange-re, den Ehemann und für die Hebamme. Die Herausforderung in dieser Situation besteht für Antje in der Haltung: Ich mache jetzt nichts. Ich lasse die Frau in Ruhe und greife erst ein, wenn es notwendig wird. Und sie erinnert sich an die Aussage einer Kollegin: „Geburtshilfe wird mit G geschrieben und Geduld auch. Warte!" Die technische Ausrüstung, die in einem Kreiß-saal zur Verfügung steht, ist bei Hausgeburten natürlich nicht zu haben. Das Sonicaid-Gerät, um die Herztöne zu überprüfen, steht bereit, ferner eine Schere, eine Nabelklemme, Material, falls etwas genäht werden muss, Handschuhe, Tücher, Schmerz-mittel, ein lokales Betäubungsmittel, ein Blutdruckmessgerät. Eine Hausgeburt folgt dann schon mehr dem „natürlichen" Ver-lauf als in einer Klinik. Dort ist während der Geburt das CTG angeschlossen, bei einer Hausgeburt nicht.

Bei einer anderen Hausgeburt fragt die werdende Mutter Ant-je: „Woher weißt du denn, ob das Kind jetzt kommt?"

„Ja, das merken wir dann schon", antwortet Antje lakonisch.

Bei den Hausgeburten lag die Konzentration in weit höherem Maße auf der Beobachtung, auf Intuition, auf die Achtung des natürlichen Ablaufs des Geburtsvorganges, ohne auf die tech-nischen Hilfsmittel zurückgreifen zu können, die in der Klinik eingesetzt werden können.

Sich auf diese Form der Geburt einzulassen, erfordert Mut, zumal klar ist, dass die Frau mindestens eine Stunde von Amrum nach Föhr unterwegs sein wird, wenn sich herausstellen sollte, dass das Krankenhaus aufgesucht werden muss. Doch in dieser Hinsicht ging Antje nie ein Risiko ein. Wenn während einer Hausgeburt etwas nicht so lief, wie sie sich das vorstellte, bestand sie darauf, mit der nächsten Fähre oder dem Seenotrettungskreuzer nach Wyk ins Krankenhaus zu fahren. *„Und wenn ihr zehnmal nicht wollt, das ist mir auch egal. Wenn das Kind auf dem Seenotrettungskreuzer kommt, dann ist das eben so, aber wir fahren jetzt!"* (Antje)

Hausgeburten wurden von Antje nur dann begleitet, wenn sowohl der Mann als auch die Frau damit einverstanden waren. *„Wenn die Frau das unbedingt wollte, aber der Mann sagte: Heh, wir sind hier nicht bei den Indianern!, dann habe ich gesagt: Ne, so läuft das hier nicht. Wenn, dann müssen beide wollen. Es ist schon ein Risiko. Für das Kind nicht unbedingt. Wir haben ja hier die Kinderklinik, aber wenn die Frau anfängt zu bluten, dann wird es schwierig. Wir haben eben einen Verlegungsweg von einer Stunde, das ist schon sehr lange. Wenn während der Geburt etwas nicht normal läuft, also der Muttermund nicht richtig aufgeht oder die Frau nicht ausreichend starke Wehen hat, dann sage ich: Und wenn das Kind in einer Stunde in der Klinik kommt – egal, wir fahren! Das Risiko kann man eben nicht eingehen."* (Antje)

Auf dem Festland stellt sich die Situation anders dar. Dort holt sich die Hebamme vielleicht eine zweite Kollegin dazu. Oder sie arbeitet mit einem Arzt in einer Klinik zusammen. Aber auf Amrum ist es nun einmal nicht möglich, das Kind im Notfall mit Kaiserschnitt zu holen.

Bis vor wenigen Jahren waren Hausgeburten auf Amrum keine Seltenheit. Tatsächlich betreute Antje zu Beginn ihrer Arbeit mehr Haus- als Klinikgeburten. Im Jahr 1999 brachte sie elf Kinder im Heim der Eltern zur Welt. Aber das hat sich sehr geändert. *„Die trauen sich alle nicht mehr, weil sie wissen, sie können* *mich, das Krankenhaus und Herrn Ranke haben. Sie dürfen ja auch gleich nach der Geburt wieder nachhause fahren."* (Antje)

Es handelt sich also um ambulante Entbindungen, ein stationäres Verbleiben von Mutter und Kind im Wyker Krankenhaus ist selten.

In den ersten Jahren nach ihrem Amtsantritt hatte sie als Hebamme sehr viel zu tun: *„Ich habe Jahre mit elf Hausgeburten gehabt. Dazu kamen noch die Klinikgeburten. Dann Geburten, bei denen die Frauen aufs Festland gegangen sind, weil sie bei den Eltern entbinden wollten oder weil sie Frühgeburten hatten. Die Betreuung hatte ich dann auch noch."* (Antje)

Doch in den Jahren, die folgten, kamen immer weniger Kinder auf Amrum zur Welt. Die Zahl der Hausgeburten war stark rückläufig, und seit 2005 entband nicht eine Frau mehr ihr Kind zuhause.

Die Ursachen dafür, dass sich kaum noch eine Frau dafür entscheidet, ihr Kind daheim zu gebären, liegen auf der Hand: Die werdenden Mütter können auf weit reichende Unterstützung vertrauen. Mit Antje steht ihnen auf Amrum eine Hebamme zur Seite. Auf Föhr gibt es einen Gynäkologen und ein Krankenhaus. Ein Transport von Amrum nach Föhr ist – fast – immer gewährleistet. Aus diesem Grund entbinden fast alle Frauen von Amrum mittlerweile ambulant im Krankenhaus auf Föhr. Die meisten von ihnen kehren schon sehr früh nach der Geburt nach Amrum zurück. *„Es gibt auch Frauen, die wenige Stunden nach der Geburt aufstehen, duschen und fragen: Wann fährt das nächste Schiff? In zwei Stunden. Na, das schaffen wir. Für die Verwandten auf dem Festland ist das schon etwas abenteuerlich. Die sagen dann: Was, ihr seid schon wieder zuhause? Wie jetzt? Das kann doch nicht sein, das Kind ist doch gestern erst geboren …"* (Antje)

In der Klinik in Kiel hatte sich die Situation noch ganz anders dargestellt. Die meisten Frauen blieben nach der Geburt mindestens fünf Tage auf der Station. Dort kam es auch sehr selten vor, dass bei einer Frau, wenn sie per Kaiserschnitt entbunden wurde, eine PDA (Periduralanästhesie)[2] zum Einsatz kam. Eine Spinalanästhesie war damals (Anfang der 90er Jahre) bei einem Kaiserschnitt gar nicht üblich. Die meisten Frauen haben eine Vollnarkose bekommen, auch wenn die Entbindungsform so geplant war, wurden im Anschluss 24 Stunden lang im Kreißsaal überwacht und blieben mindestens sieben Tage im Krankenhaus.

> Ende Februar kam meine Frau nach Berlin. Eine schöne Zeit. Es ist nicht möglich, Berlin mit Amrum zu vergleichen. Amrum ist im Vergleich zu der Hauptstadt schlicht das ganz Andere – und vice versa. Wer so lange in Berlin gelebt hat wie ich, dachte ich, kann nicht auf Amrum leben. Unmöglich. Und außerdem, liebe Frau, die medizinische Versorgung auf der Insel. Das ist in Berlin doch wirklich besser, oder? Meine Frau nickte und fuhr zurück nach Amrum. (Hubertus)

10. Mai 1997, Sven – „Das Baby kommt mit der Fähre!"

Es ist Antjes schwerstes Kind, das an diesem Tag geboren wird: Es bringt 5040 g auf die Waage. Es ist die zweite Hausgeburt, die Antje auf Amrum betreut und das dritte Kind der Frau. Die Feriengäste fragen eines der Kinder, das auch Antje heißt: „Wo kommt denn das Baby her?" – „Na", antwortet das Mädchen keck, „es kommt mit der Fähre!" Der Hintergrund: Da die

Nachgeburt nicht kam, musste die Frau doch noch nach Föhr ins Krankenhaus gebracht werden. Also kam das Kind schließlich „mit der Fähre".

Als die größere Schwester Antjes, Meike, zum ersten Mal damit konfrontiert wird, dass sie ein Geschwister bekommen soll, sagt sie: „Mama, das geht doch gar nicht! Da sind doch gar kein Wohnzimmer und keine Küche in deinem Bauch."

Anatol

Welche Probleme auftauchen, wenn ein Verlassen der Insel aufgrund einer extremen Wetterlage tatsächlich nicht mehr möglich ist, erlebten Antje und alle, die bei dieser Geburt anwesend waren, im Dezember 1999.

4. Dezember 1999, „Sturm-Stina"

Am 3. Dezember 1999 fegt der Orkan Anatol mit Urgewalt über die Nordsee. Er erreicht in Böen Windgeschwindigkeiten von bis zu 200 km/h. In Dänemark und auf der Insel Sylt bringt das Tief den heftigsten Orkan des vergangenen Jahrhunderts, aber auch auf der Insel Amrum hinterlässt er Spuren der Verwüstung.

Nachmittags gegen drei Uhr hört Antje die Sirene, die vom Dach des Kinos über Norddorf heult und Katastrophenalarm anzeigt. Antje stutzt. Sie erinnert sich an ein Gespräch, das sie im Sommer mit dem achtjährigen Neffen Utes geführt hat. *„Du, Tante Antje, woher weißt du eigentlich, wann Tante Utes Baby kommt? Da habe ich überlegt: Was sagst du ihm jetzt? Ah, Tante Antje, ich weiß, da geht die Sirene! Dreht sich um und geht. Ja, und was war? Nachmittags geht die Sirene, weil wir Katastrophenalarm haben. Ich sag: Das ist ja wohl unglaublich!"* (Antje)

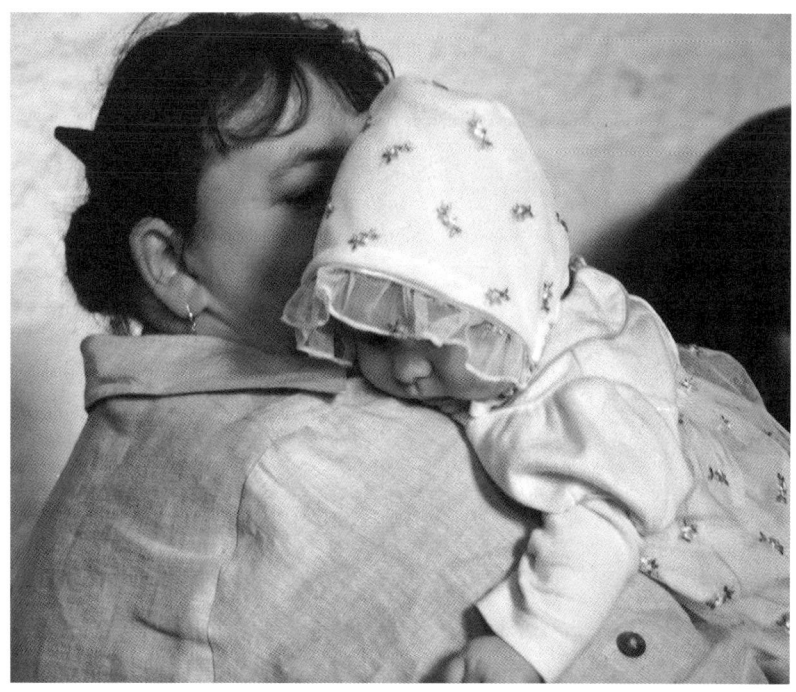

Sturm-Stina

Und tatsächlich: Just an diesem Tag, an dem der seit Jahrzehnten stärkste Orkan über Norddeutschland wütet, will Stina geboren werden. Die Mutter ist Antjes beste Freundin. Antje ist mit den Nachbarskindern Ute und ihren Schwestern Maren und Brigitte Tür an Tür aufgewachsen. Ein großes Zusammengehörigkeitsgefühl verbindet die Frauen.

Während draußen der Wind heult, Dachpfannen abdeckt, Bäume knickt und Gartenzäune durch die Luft wirbelt, drängt es das Mädchen in die Welt. Die Geburt gestaltet sich überaus schwierig. Doch es ist vollkommen unmöglich, die Insel zu verlassen. Der Fährverkehr ist eingestellt, der Seenotrettungskreuzer kann nicht anlegen, weil das Hafengebiet unter Wasser steht.

Hubschrauber können nicht fliegen. Antje erkennt, dass Stinas Mutter ins Krankenhaus gebracht werden muss. Aber bei diesem wütenden Sturm gibt es kein Fortkommen. Nachmittags um drei öffnet sich der Muttermund und alle denken: Jetzt kommt das Baby! Doch nachdem die Wehen eingesetzt haben, gibt es plötzlich einen Geburtsstillstand. Der Muttermund hat sich zwar geöffnet, aber die Frau hat eine so große Wehenschwäche, dass die Geburt nicht vorangeht. *„Man hätte da normalerweise die Frau ins Krankenhaus bringen müssen, Wehentropfen dran, und dann wäre das Kind gekommen. Aber das ging hier natürlich nicht. Es kann ja sein, dass das Kind darauf reagiert und du dann einen Kaiserschnitt machen musst, und das kannst du hier auf der Insel natürlich gar nicht machen.“* (Antje)

Im Haus vergehen Stunden, ohne dass das Kind geboren wird, während draußen Anatol faucht. Abends um sechs geht Antje noch einmal nachhause, um Schmerzmittel zu holen. Sie hätte auch den Weg durch den Garten wählen können, aber da fliegt alles durch die Luft, was nicht angebunden oder angenagelt ist. Antje streift dicht an der Hausmauer entlang und krallt sich fest, so stark zerren die Windböen an ihr. Ihre Jacke ist von oben bis unten voller Sand, den der Wind vom Strand heranweht.

Die Geburtssituation ist so schwierig, dass Antje ihre Vorgängerin Marret Claußen hinzuzieht. *„Wahnsinn! Völlig verrückt! Die Marret Claußen ist dann mit Ach und Krach noch geholt worden von Nebel, weil die Bäume schon alle unten lagen.“* (Antje)

Während in den kommenden Stunden die Hebammen um das Wohl und Wehe von Mutter und Kind besorgt sind, bleiben die äußeren Umstände, die Anatol provoziert, dramatisch.

„Da stand eine riesige Tanne im Garten. Wir haben immer bloß gedacht: Nicht im Flur aufhalten, wenn dieses Ding umfällt. Dann hatten wir noch zwei oder drei Stunden Stromausfall. Der eine Nachbar kam mit einer Petroleumlampe an, der andere mit einer Kerze. Ute hatte

dann eine Wehe, der ist fast die Treppen runtergeflogen … weg war er." (Antje)

So gehen die Hebammen mit Taschenlampen von Zimmer zu Zimmer und warten im Schein von Kerzen auf die Geburt des Kindes. Im Verlaufe der nächsten Stunden kann dann auch die Toilette nicht mehr benutzt werden, weil die Wasserspülung infolge des Stromausfalls nicht mehr funktioniert.

Aber Antje und Marret Claußen können nichts tun. Es bleibt ihnen nichts anderes übrig, als abzuwarten. Elf Stunden lang. Schließlich bekommt Ute Presswehen. Doch dann hören sie wieder auf, die Wehen kommen nur noch sehr unregelmäßig und sind auch nicht kräftig genug, um das Kind in die Welt zu bringen. *„Dann haben wir gesagt: Gut, dann lassen wir der Natur ihren Lauf. Wir haben immer wieder die Herztöne des Kindes kontrolliert, und alles war gut. Nachts um zwölf haben wir dann gesagt: So, jetzt kommen die Wehen alle fünf Minuten, jetzt fangen wir an zu pressen. Die Kollegin hat mitgeschoben, und ich habe mir die Kehle aus dem Leib geschrien: Mehr, mehr! Du schaffst das, Ute! Ja, dann kam die Lütte, hatte mehrmals die Nabelschnur um den Hals und machte gar nichts, so nach dem Motto: Atmen? Ne, muss ich nicht. Dann haben wir sie ange-pustet, gerieben, mit kaltem Wasser versucht, sie zum Atmen zu bringen: keine Reaktion. Dann habe ich dreimal Mund-zu-Mund-Beatmung gemacht, und beim dritten Mal hat sie dann wohl gemeint: O.k., dann hole ich doch mal selbst Luft. Ich habe Stina direkt neben Utes Kopf reanimiert, aber Ute hat mir so vertraut, dass sie dachte: Was soll denn passieren, Antje ist doch da … das war Horror."* (Antje)

Unterdessen sitzen die Verwandten im Wohnzimmer und war-ten. Oma Else, die am Vortag Geburtstag hatte, fragt: „Ja, warum schreit das Kind denn jetzt nicht? Und Maren, die Schwester Utes, antwortet: „Ja, vielleicht ist das heute so …"

Es ist eine außergewöhnlich schwierige Situation. Antje ist heilfroh, dass die Kollegin an ihrer Seite ist. Außerdem hat sie noch den Hausarzt hinzugezogen und den Krankenwagen bereitstellen lassen. Der Arzt fordert, das Kind ins Krankenhaus zu bringen, aber es fliegt ja kein Hubschrauber. *„So einen Sturm wie Anatol habe ich im Leben noch nicht erlebt, und ich bin hier geboren und aufgewachsen. Die Bäume sind hier umgefallen wie Streichhölzer. Bei jedem Dach sind Ziegel abgedeckt worden. Unsere Gartenzäune flogen durch die Luft.“* (Antje)

Schließlich ist das Kind versorgt, und Antje bringt es im Krankenwagen in die Klinik Satteldüne. Sie ist vollkommen erschöpft. *„Ich saß dann mit der Lütten hinten im Krankenwagen, und als ich da saß und wir losgefahren sind, da war ich fix und fertig.“* (Antje)

Die Fahrt von Norddorf zur Satteldüne nach Nebel gestaltet sich schwierig, denn überall liegen umgestürzte Bäume, Dachziegel bedecken die Straße. Doch schließlich ist auch dieser Weg geschafft.

In der Satteldüne wird Stina noch einmal gründlich untersucht. Es ist mittlerweile drei Uhr in der Nacht. Um 1:58 Uhr wird sie geboren, eine Stunde später ist sie in der Satteldüne, und um acht am nächsten Morgen kann sie wieder abgeholt werden.

Nachdem schließlich auch die Nachgeburt gekommen ist, lässt die Anspannung bei allen, die Utes Kampf beiwohnen konnten, nach. Die Verwandten, der Hausarzt und die beiden Hebammen sitzen auf Utes Bett. Schließlich gibt es Sekt und Schnittchen, die von Oma Elses abgebrochener Geburtstagsfeier am Vortag geblieben sind. Marret Claußen wird nachhause gefahren, und auch für Antje ist diese lange Nacht endlich vorbei. *„Ich weiß gar nicht, wann ich dann letztlich im Bett war. Schlafen war sowieso nicht angesagt, weil wir morgens um acht losgefahren sind, um die Lütte wieder abzuholen.“* (Antje)

Einen Orkan wie Anatol hatte Antje noch nicht erlebt. Am Morgen des 3. Dezember war es etwas windiger gewesen als üblich, ein Sturm eben, wie er über der Nordsee häufig vorkommt. Aber wann fällt unter solchen Bedingungen auf Amrum schon einmal ein Baum um? Anatol hingegen hatte ein anderes Kaliber. *„Am nächsten Tag bin ich mit Freunden zur Vogelkoje gegangen und habe nur gedacht: Was ist hier denn los? Wir sind immer wieder über umgefallene Bäume geklettert, bei fünfzig habe ich aufgehört zu zählen … Wahnsinn! Ich habe dann noch versucht, Fenster zu putzen …- ich habe einen Gartenschlauch geholt, um die zentimeterdicke Sandschicht wegzubekommen. Riesige Tannen und Kiefern waren ausgerissen. Die hatten Marret ja geholt nachmittags um fünf, und kurz danach ist da ein Riesenbaum umgefallen, da ging gar nichts mehr."* (Antje)

Bei der Geburt von Stines Bruder am 16. März 2003 bahnen sich erneut Probleme an. Die Herztöne sind so schwer zu vernehmen, dass Antje den Hausarzt rufen lässt. Der verständigt sofort den Rettungsdienst. Die Eltern Ute und Ole wissen nicht, dass der Rettungswagen wie bei der Geburt Stinas schon wieder vor der Tür steht. Als das Kind schließlich in der Nacht geboren wird, wesentlicher zügiger als bei Stina, kann das Rettungsteam wieder abrücken.

Ein Kuriosum ereignete sich während des Orkans in Wittdün: Ein Kegelrobben-Baby war in der Nacht auf den Fähranleger gespült worden. Die Mutter dachte offenbar, es handelte sich bei der Anlegestelle um eine Sandbank. Die junge Kegelrobbe, die unter der Laterne an der Bushaltestelle lag, wurde regelmäßig von seiner Mutter gesäugt. Sie kam über die Treppe der Anlegestelle des Rettungskreuzers, fütterte das Kind und sprang vom Anleger wieder ins Wasser.

Mitte März begaben wir uns wieder gemeinsam nach Wyk zum Gynäkologen. Es geschah alles mit beruhigender Routiniertheit: Die Fähre legte pünktlich um 6:15 Uhr ab, um eine Stunde später im Hafen von Wyk festzumachen. Der Gynäkologe war freundlich wie immer, und ich zweifelte nicht eine Minute an seiner Kompetenz. Meine Frau fühlte sich offenbar wohl. Anders könnte es in Berlin auch nicht sein, dachte ich. Oder? (Hubertus)

19. August 2004, Joke –
Erste Badewannengeburt als Hausgeburt

Die Mama will eigentlich nur in der Badewanne entspannen, aber dann setzen die Wehen ein, sie will nicht mehr raus und bringt schließlich ihr Kind im Wasser zur Welt.

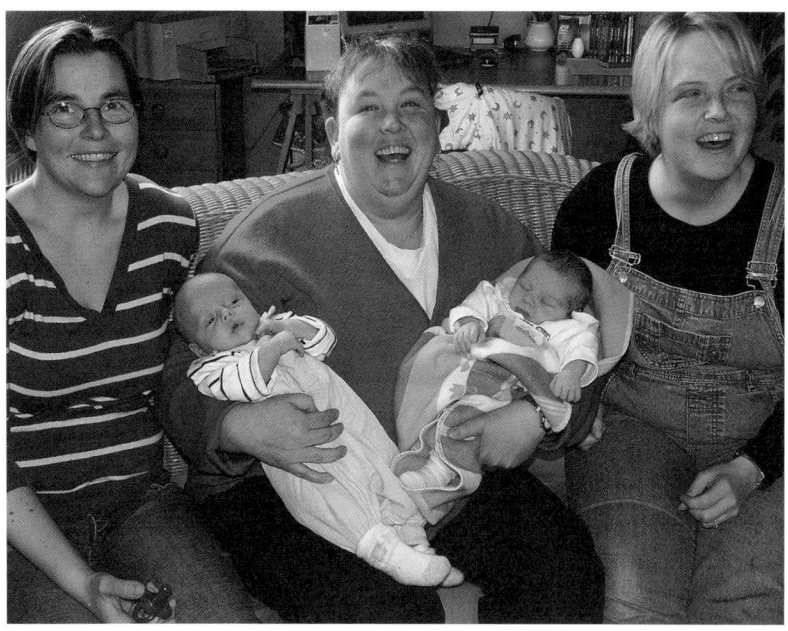

Antje, Jonas, Antje, Mia, Martina

14. Februar 2006, Mia

Das ist Antjes letzte Hausgeburt, gleichzeitig die fünfzigste.

Die schwangere Amrum-Touristin

Schwangere Frauen, die auf Amrum Urlaub machen, nehmen selbstverständlich Antjes Hilfe in Anspruch, wenn sie Unterstützung brauchen. Aber schon die Urlaubsvorbereitungen provozieren Fragen, auf die Antje Antworten gibt.

Eine Frau, die in der 33. Schwangerschaftswoche war, wollte den Jahreswechsel auf Amrum feiern und fragte Antje, ob das möglich wäre. Natürlich, antwortete sie, vorausgesetzt, bei der Schwangerschaft gäbe es bisher keinerlei Komplikationen. Außerdem sollte die Frau es nicht übertreiben mit Strandspaziergängen oder stundenlangem Fahrradfahren. Wenn sich doch etwas Unerwartetes ereignete, müsste die Schwangere vermutlich nach Flensburg ausgeflogen werden, weil die Hebamme das Kind in dieser frühen Phase der Schwangerschaft gar nicht holen dürfte.

Die Frau wollte auch wissen, ob die winterliche Wetterlage einen Hinderungsgrund darstellt, die Insel rechtzeitig zu verlassen. In strengen Wintern ist diese Gefahr natürlich gegeben. Starker Ostwind und Eisgang führen dazu, dass die Verbindungen von Wittdün nach Föhr oder nach Dagebüll nur noch mit einer Fähre am Tag bedient werden können. Diese Situation verhinderte im Winter 2010/11, dass die schwangeren Frauen auf Amrum nach Wyk fahren konnten, um sich in der gynäkologischen Praxis von Walther Ranke untersuchen und CTGs schreiben zu lassen. Erst im Jahr 2011 erhielt Antje aus Mitteln des Fördervereins Föhr-Amrumer Krankenhaus e. V.

einen Wehenschreiber – CTG – , sodass sie seitdem in ihrer Wohnung die Herztöne der Ungeborenen verfolgen kann, um dann die Aufzeichnungen nach Wyk in die Praxis des Gynäkologen zu faxen. Für die schwangeren Frauen bedeutet dies eine erhebliche Erleichterung, müssen die doch nicht für jedes CTG die Fähre nach Wyk besteigen, was mit einer Stunde Hin- und einer weiteren Stunde Rückfahrt zusätzlich zu dem Aufenthalt auf der Nachbarinsel immer einen erheblichen zeitlichen Aufwand bedeutet. *„Deshalb biete ich jetzt ab nächstes Jahr (2012, H. T.) Donnerstag in Wyk eine Hebammensprechstunde an. Dann fahr ich um zwölf mit dem Schiff. Die Frauen, die schon vorher ihr CTG haben wollen, die bekommen das von mir. Um zwei ist dann Sprechstunde, und um zehn vor vier können wir dann wieder nachhause fahren."* (Antje)

Vielen Schwangeren, die auf Amrum Urlaub machen wollen, scheint die besondere Situation, die ein Aufenthalt auf einer Nordseeinsel mit sich bringt, nicht bewusst zu sein. Immer wieder geschieht es, dass Antje Anrufe von Frauen erhält, bei denen die Schwangerschaft unterschiedlich weit fortgeschritten ist, und drei Wochen auf Amrum sein wollen. Obwohl Antje als Hebamme vor Ort ist, ändert das nichts an der Tatsache, dass sie das Kind im Fall einer Frühgeburt nicht entbinden darf. Natürlich würde sie der Frau zur Seite stehen, wenn das Kind vor der Zeit in die Welt drängt und die Frau nicht mehr ausgeflogen werden kann. Aber, sagt Antje, diesem Risiko muss man sich doch nicht aussetzen. *„Ich fahre doch nicht, wenn ich nicht unbedingt muss, schwanger oder hochschwanger auf eine Nordseeinsel, wo es keine Klinik gibt, keinen Gynäkologen, wo zwar eine Hebamme ist, die dir aber auch nicht bei allem helfen kann."* (Antje)

Eine Hebamme kann viel, aber nicht alles leisten. Sie ist kein Arzt, und ihr fehlt die medizinische Ausrüstung, zum Beispiel ein Ultraschallgerät, um zu prüfen, ob mit dem Kind alles in

Ordnung ist. Das Ausgeflogenwerden der Schwangeren ist daher häufig die einzige Option, um Frau und Kind zu helfen. Wenn eine Frau nachts den Rettungsdienst anruft, weil sie Schmerzen hat, Antje bei der Untersuchung aber nichts findet, dann kann sie die Schwangere nicht auf Amrum lassen. Sie muss ausgeflogen oder mit dem Rettungskreuzer nach Wyk oder Dagebüll gebracht werden.

„Vor allem: Ich habe die Verantwortung. Wenn ich zu jemandem gerufen werde, und die sagt: Ich habe so ein Ziehen im Bauch!, dann kann ich die natürlich untersuchen, aber ich kann nicht so wirklich sehen, ob der Gebärmutterhals verkürzt ist. Die gehören dann im Prinzip schon zum Gynäkologen. Dann stelle ich mir natürlich die Frage: Was mache ich jetzt? Riskier ich es, dass ich sie hier lasse, oder fliege ich sie aus." (Antje)

> Im März traten Probleme auf. Meine Frau klagte über Bauchschmerzen. Sie machte sich Sorgen um das Kind. Sie fuhr zu Frau Dr. Kerler, die sie untersuchte, ohne etwas Auffälliges feststellen zu können. Dennoch war meine Frau weiterhin beunruhigt und fuhr einen Tag später nach Wyk zu Herrn Ranke, der ihr sagte, dass alles in Ordnung war. Siehst du, sagte ich zu meiner Frau, wie umständlich das alles ist. Hier in Berlin wärst du gleich ins Krankenhaus gegangen und ... (Hubertus)

Juli 2002 – Erste Touristinnengeburt

Im Juli 2002 entbindet Antje das erste Kind einer Amrum-Touristin. Das Baby kommt etwa drei Wochen vor der Zeit.

9. August 2003 – Zweite Touristinnengeburt

Die Frau, die in Wyk ihr Kind zur Welt bringt, wird von den Vermietern der Ferienwohnung mit Kinderwagen und Babykleidung ausgestattet. Sie bleibt auch noch einige Tage nach der Geburt auf Amrum, und Antje übernimmt die Nachsorge.

29. Mai 2003 – Kurioses Doppel, Marc

Das Telefon klingelt. Antje reibt sich müde die Augen. Es ist vier Uhr in der Nacht. Ein Mann, der mit seiner Frau den Urlaub auf Amrum verbringt, meldet sich mit aufgeregter Stimme: „Bei meiner Frau haben die Wehen eingesetzt, sie ist in der 35. Schwangerschaftswoche. Was soll ich tun?"

Während sich Antje mit dem Mann unterhält, bekommt sie auf der anderen Leitung ihres Handys einen zweiten Anruf. „Ich rufe sie gleich zurück", sagt Antje zu dem Mann, „da ist offenbar noch jemand, der Hilfe braucht." Es ist eine schwangere Amrumerin, bei der ebenfalls die Wehen eingesetzt haben. „Alles klar", sagt Antje zu der Frau, „ich komme". Dann ruft sie den Mann der Kurgastpatientin wieder an und teilt ihm mit, dass sie mit der Fähre nach Wyk fahren werden. Auf dem Schiff, das sie von Wittdün nach Wyk bringen soll, haben die beiden Frauen nahezu zeitgleich ihre Wehen. *„Das war wirklich kurios. Du brauchtest nur die eine anzusehen, dann wusstest du, die andere hat auch eine Wehe. Unglaublich."* (Antje)

Für die schwangere Kurgastpatientin ist der Weg in Wyk jedoch noch nicht zu Ende. Sie muss von Föhr in ein Krankenhaus in Flensburg geflogen werden, wo sie am Abend ihr Kind zur Welt bringt. *„Das war dann auch noch ganz interessant: Da kam der Hubschrauberarzt, der diese Aktion nicht verstehen konnte, denn die Frau ging zu Fuß. Ja, aber …?, fragte der Arzt. – Die Frau kann* *laufen, sagte ich, das Kind ist vermutlich groß genug, es kann kommen, nur nicht gerade hier. Sie ist Ende der 35. Woche, das ist eine Frühgeburt, das ist auf jeden Fall zu früh für uns, sie hierzulassen. Die Wehen sind noch nicht so stark, entschied Herr Ranke, sie kann also ausgeflogen werden.*" (Antje)

Es entlastet Antje in dieser Nacht, dass ihr eine junge Frau zur Seite steht, die ihr Praktikum auf Amrum absolviert. Das geschah in den vergangenen Jahren häufiger. Die Externatszeit für Hebammenschülerinnen beträgt allerdings je nach Schule mittlerweile 4-6 Wochen, in der sie eine Anzahl von Nachsorgen vorweisen müssen. Aber das ist auf Amrum aufgrund der relativ geringen Geburtenzahlen nicht zu leisten. *„Schade eigentlich. Das hat schon Spaß gemacht. Auch um mal wieder zu hören, was so in den Kliniken abläuft.*" (Antje)

Ostern war ich wieder auf Amrum. In einer neuen Wohnung, in der, wie es jetzt aussah, unser Kind seine ersten Lebensmonate verbringen würde. Die Untersuchung in Wyk nach Ostern ergab, dass meine Tochter jetzt 187 Gramm wog und wieder ein Stückchen gewachsen war. Meine Frau hatte in der Zwischenzeit ein kleines Schwangerschaftsbäuchlein bekommen. Es lief alles gut. Sorgte ich mich? Ja, wenn ich aus dem Fenster unserer Küche über das Watt nach Föhr blickte, stellte ich mir schon die Frage, wie es sein würde, wenn im September das Kind geboren werden wollte. Mit dem Auto oder dem Taxi oder dem Rettungswagen kamen wir auf jeden Fall nicht in dieses Krankenhaus … da hinten … irgendwo ziemlich weit weg. Aber ich machte mir auch Sorgen, als in Mexiko eine Grippeepidemie ausbrach und die Wissenschaftler eine Pandemie mit einem neuen, aggressiven Erreger befürchteten. Ich wusste nicht, was schwerer wog: dieser bescheuerte Virus oder die Tatsache, dass zwischen uns und dem Krankenhaus so viel Wasser lag. Im Verlaufe einer Schwangerschaft gibt es wahrlich viele Gründe, sich um das Wohl und Wehe von Mutter und Kind Gedanken zu machen. Oh ja … (Hubertus)

Die Insel Amrum in dringenden Fällen mit der Fähre zu verlassen, ist eine Option für schwangere Frauen, nach Wyk ins Krankenhaus zu gelangen. Die zweite ist die etwas aufregendere, nämlich die Fahrt mit dem Seenotrettungskreuzer „Vormann Leiss" (der Vorgänger trug den Namen „Eiswette"), und die dritte der Transport mit dem Hubschrauber, der vom Krankenhaus in Niebüll oder von Rendsburg zur Insel fliegt. Tatsächlich jedoch ist die Möglichkeit, mit dem Helikopter aufs Festland zu gelangen, nicht immer gegeben. Nicht nur in den Wintermonaten kann es zu Wetterlagen kommen, die einen Flug aus Niebüll ausschließen. Gegebenenfalls wird dann ein größeres Fluggerät der Bundeswehr vom Typ „Sea King" eingesetzt.

„Natürlich können die schwangeren Frauen kommen, ich kann es ihnen ja nicht verbieten. Aber wenn wirklich was passiert, wenn im Zweifelsfall kein Hubschrauber fliegt, wegen Nebel oder Sturm, dann sind wir unter Umständen zwei bis drei Stunden unterwegs. Bis dahin kann das Kind *schon lange da sein, wenn wir mit dem Rettungskreuzer losmüssen. Und der Rettungskreuzer kann in Dagebüll nicht so wirklich gut anlegen. Mit Trage ist es dort zum Beispiel ziemlich schwierig. Das muss man sich einfach mal klarmachen. Wir haben hier eben nicht so alles nebenbei. Einige Frauen fragen dann: Wieso nach Flensburg? Was mache ich denn mit meinem Mann und meinem Kind? Das sollte man sich alles vorher überlegen.“* (Antje)

Drei Amrum-Urlauberinnen hat Antje in den vergangenen Jahren geholfen, ihr Kind zu bekommen. *„Ich habe auch schon Kurgast-Kinder auf Föhr geholt, bei denen die Frauen dann so weit waren, dass die Kinder auch kommen durften, also 38. Woche oder sogar eine 39. Woche, wo ich dann dachte: Zu dieser Zeit muss man hier nicht mehr Urlaub machen.“* (Antje)

Grundsätzlich gilt: Vor der vollendeten 37. Schwangerschaftswoche handelt es sich um eine Frühgeburt, bei der Antje qua Gesetz nicht eingreifen darf und einen Arzt konsultieren muss. Erschwerend bei der Betreuung von Schwangeren, die auf Amrum ihren Urlaub verbringen, kommt hinzu, dass Antje mit den Frauen und dem Verlauf der bisherigen Schwangerschaft nicht vertraut ist. Sie weiß nicht, wie schwer das Kind ist oder welche Probleme während der Schwangerschaft aufgetreten sind. Doch auch das Föhrer Krankenhaus ist nicht auf alle Probleme, die auftreten können, optimal vorbereitet, sodass immer die Möglichkeit besteht, dass die Patientin nach Flensburg oder Kiel ausgeflogen werden muss. Antje spricht sich in solchen Fällen grundsätzlich mit Walther Ranke ab. Wenn der Gynäkologe ihre Bedenken teilt, wird die Frau ausgeflogen.

Erklärt sich der Gynäkologe in Wyk bereit, Frauen vor vollendeter 37. Schwangerschaftswoche zu betreuen, übernimmt er damit auch rechtlich die Verantwortung.

„Das ist dann eben vor der 37. Woche nicht mehr der alleinige physiologische Verlauf, bei dem ich als Hebamme allein darf und keinen Arzt

rufen muss. Wobei umgekehrt der Arzt immer eine Hinzuziehungspflicht hat, selbst wenn er einen Kaiserschnitt macht, muss er eine Hebamme mitnehmen, denn: Hebamme ist Pflicht, Arzt kann. Aber sobald es ins Pathologische geht, sind wir verpflichtet, an einen Arzt abzugeben. Drüben auf Föhr ist das so: Ich arbeite dort als Beleghebamme und Ranke als Belegarzt, und wir rufen den Arzt zur Geburt." (Antje)

Kann Antje eine Frau tatsächlich aufgrund extremer Wetterverhältnisse weder mit der Fähre noch mit dem Seenotrettungskreuzer oder mit dem Hubschrauber von Amrum wegbringen, leistet sie Notfallhilfe. Während ihrer Arbeit als Geburtshelferin genießt sie dann Versicherungsschutz. Wenn sie jedoch ihre Tätigkeit als Hebamme aufgeben, nur noch für die Vor- und Nachsorge zur Verfügung stehen sollte, wäre sie ebenso wie ein Ersthelfer am Unfallort versichert, wenn der Rettungsdienst sie anriefe, weil sich eine Schwangere in einer Notfallsituation befindet.

Würde Antje keine Geburtshilfe mehr leisten, müsste sie die Frauen bei vorzeitigen Wehen zum Hausarzt schicken. Aber Amrum ohne Hebamme? Ist das vorstellbar? *„Die Leute sagen dann: Es geht doch gar nicht ohne Hebamme. Dann sage ich: Auf den Halligen wohnen Menschen, auf Pellworm wohnen Menschen, auf Helgoland wohnen schwangere Frauen, die müssen auch weg! Es gibt ja nun Dörfer, irgendwo auf dem platten Land, da kriegen die Frauen Wehen, der Krankenwagen muss kommen, der Mann ist vielleicht nicht da. Die brauchen auch Stunden, bis sie im Krankenhaus sind. Da kommt das Kind gegebenenfalls im Rettungswagen zur Welt oder im Taxi. Das verstehen ja auch viele mit dem Rettungskreuzer nicht. Natürlich ist es etwas Besonderes, wenn du auf dem Meer geboren wirst. Aber im Prinzip ist es genau so etwas Besonderes, wenn das Kind auf dem Festland, auf der B 5 zwischen Stadum und Flensburg geboren wird, im Rettungswagen oder im eigenen Pkw. Und die haben ja nicht einmal eine Hebamme dabei."* (Antje)

Im Mai machten wir Urlaub auf Rügen. Ja, wieder eine Insel. Aber eine, die doch sehr viel größer ist als das kleine Eiland in der Nordsee. Rügen, sagte ich zu meiner Frau, könnte ich mir irgendwie eher vorstellen als Amrum. Glaube ich nicht, erwiderte sie. Und hatte Recht. (Hubertus)

Rettungskreuzergeburten

21. April 1998, Aileen – Erste Geburt auf der „Eiswette"

„Das war schon spannend. Die Jungens fragten mich immer: Brauchst du noch was? Brauchst du Hilfe?" (Antje)

Als sich Anja Peters gegen 21:50 Uhr zum Schiffsanleger des Amrumer Fährhafens fahren lässt, haben die Wehen eingesetzt. Bis zu diesem Zeitpunkt geht sie noch davon aus, dass ihr Kind im Kreißsaal des Wyker Krankenhauses geboren wird. Doch schon kurz nachdem der Seenotrettungskreuzer abgelegt hat, verstärken sich die Wehen, und Antje wird klar, dass sie es nicht schaffen. Schon eine halbe Stunde später wird Aileen auf dem Rettungskreuzer ohne Komplikationen geboren: *„Das war eine Bilderbuchgeburt."* (Antje)

Jeder Seenotrettungskreuzer ist mit der vollständigen Ausrüstung eines Notarztwagens versehen, sodass auch eine Geburt medizinisch angemessen begleitet werden kann. Und auch die Besatzung ist dafür ausgebildet, im Ernstfall Leben zu retten. Anja Peters wird mit dem Kind noch ins Krankenhaus gebracht und erholt sich dort von der schnellen Geburt.

Antje erhält Anrufe von verschiedenen Zeitungen, von Radio- und Fernsehstation, die alle über die ungewöhnliche Geburt berichten und Informationen über dieses Ereignis bekommen wollen. *„Wir hatten da rumgelästert von wegen: Jetzt ruft das Fernsehen an. Da kam meine Schwester ganz aufgeregt in den Laden: RTL will dich sprechen.“* (Antje)

Um 12:30 Uhr am Folgetag dreht eine Crew von Sat 1 auf dem Rettungskreuzer und interviewt Antje, einen Tag später erscheinen die Kollegen von RTL.

> Als meine Frau wieder auf Amrum war, nahm sie Kontakt zur Hebamme auf. Ab Mitte Juni würde sie sich um meine Frau kümmern. Dann standen Schwimmkurse und Geburtsvorbereitungskurse an, ein Partnerabend. Die Hebamme würde sich nach der Geburt Tag für Tag um uns kümmern. Das beruhigte mich. Sowohl, dass meine Frau in erfahrenen Händen war – ich nahm an, dass es erfahrene Hände waren, denn ich wusste noch nicht so viel über Antje – und dass uns in den ersten Tagen jemand zur Seite stand. Denn das war unser erstes Kind. Ich hatte noch nie eine Windel angelegt, nie einen Säugling gebadet. Alles würde neu sein. (Hubertus)

13. März 2001, Maleen –
Zweite Geburt auf dem Rettungskreuzer

Morgens gegen Viertel vor vier wird Sandra Martinen mit starken Wehen aus dem Schlaf gerissen. Sie will in Wyk entbinden.

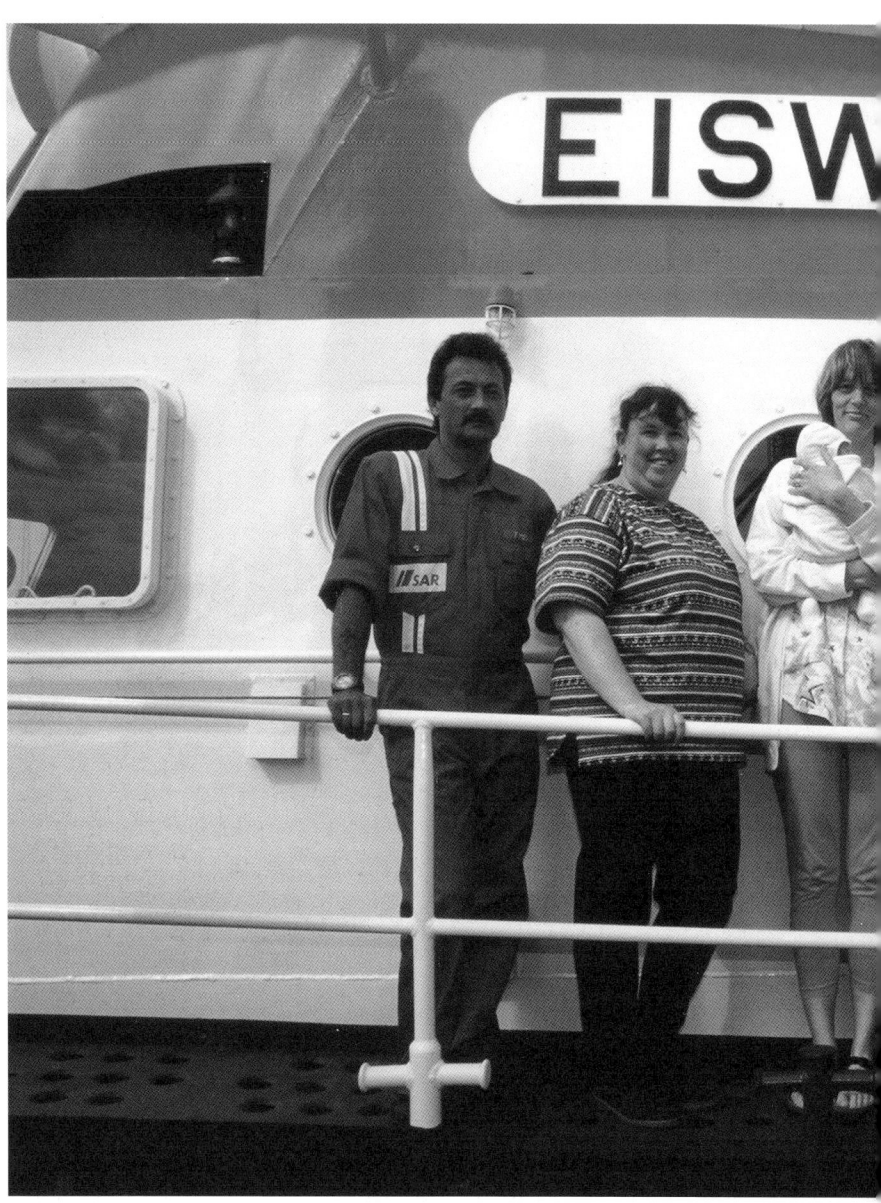

Familie Peters mit Aileen, die Crew der Eiswette und Antje

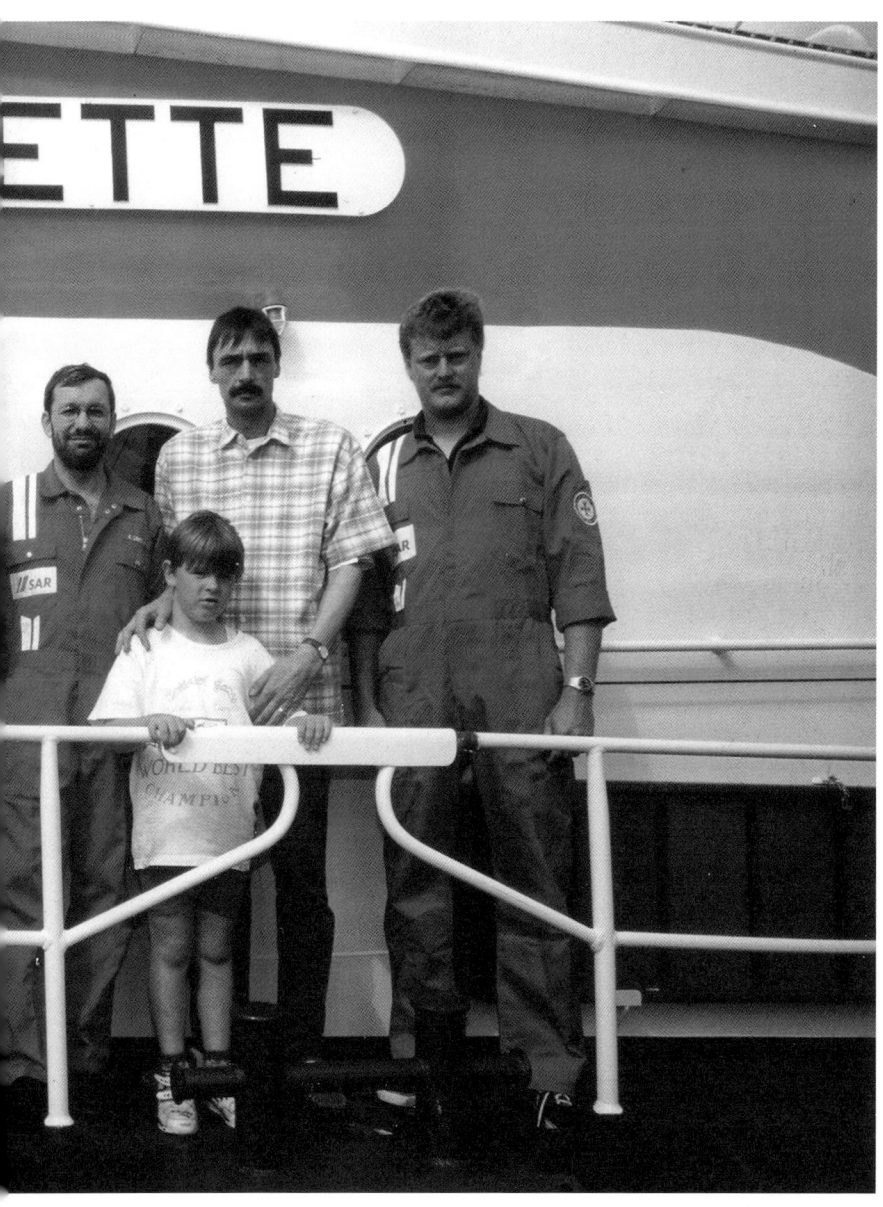

Antje alarmiert den Rettungsdienst. Der Rettungskreuzer kommt zum Einsatz und sticht kurz nach fünf in See. Aber wieder hat es das Baby eilig, sodass die „Eiswette" zum Kreißsaal umfunktioniert wird. Bei stürmischer See kommt das Baby kurz vor sechs Uhr zur Welt. Nach der Geburt des Kindes auf Höhe der Fahrwassertonne 23, exakt 54 Grad 39,29 Nord, 8 Grad 27,65 Ost, geht die Fahrt gleich zurück nach Amrum, ohne dass das Schiff in Wyk anlegt.

Nach der Geburt Maleens ist der Medienrummel noch größer. Gleich am nächsten Tag, den 14.03., gibt Antje um 10:00 Uhr N 3 auf dem Rettungskreuzer ein Interview. Um 16:30 Uhr beantwortet sie die Fragen eines Reporters von RTL, und am nächsten Tag steht sie einem Journalisten von Sat 1 Rede und Antwort.

7. Oktober 2002, Malin –
Dritte Rettungskreuzergeburt

„Da habe ich die Mutter noch ins Krankenhaus gebracht, die ist dann noch da geblieben, und ich bin mit dem gewordenen Papa wieder nachhause gefahren mit der letzten Fähre. Meine Gäste saßen da schon im Seeblick. Da kam ich dann gerade noch rechtzeitig zu meinem Geburtstagsessen wieder." (Antje)

16. September 2005, Clemens Christoph –
Vierte Geburt auf dem Rettungskreuzer, der erste Junge

Mitten in der Nacht gehen Stephanie Martinen und ihr Mann an Bord des Rettungskreuzers. Es ist 1:25 Uhr, und Antje ist klar, dass bis zur Geburt des Kindes nicht mehr viel Zeit vergehen wird. Und tatsächlich kommt das Baby schon dreißig Minuten nach Auslaufen des Schiffes zur Welt.

28. Oktober 2011, Gideon –
Fünfte Geburt auf dem Rettungskreuzer

Um 3:00 Uhr morgens kommt der Junge im Wyker Hafen zur Welt. Mutter und Kind werden noch im Krankenhaus versorgt und fahren am Vormittag des Tages wieder zurück nach Amrum.

Ersatzrettungskreuzer

Das Schiff ist viel kleiner als das, das üblicherweise zum Einsatz kommt. Antje und ihre Patientin müssen vorn im Führerstand sitzen. Es schaukelt so sehr, dass ein Besatzungsmitglied sagt: „Festhalten! Nichts anfassen! Hier ist der Eimer, wenn ihr kotzen müsst."

Für Antje sind Geburten auf dem Seenotrettungskreuzer mittlerweile nichts Ungewöhnliches mehr. Für die Schwangeren, die mit dieser Situation konfrontiert werden, stellt sich das vermeintlich anders da. Und die Menschen, die nicht auf einer Insel leben, empfinden es als durchaus ungewöhnlich, wenn ein Baby nicht in einem Krankenhaus oder zuhause, sondern auf einem Schiff, das durchs Wattenmeer fährt, zur Welt kommt. So war das Interesse der Medien groß, nachdem die erste Frau, die Antje betreute, auf dem Seenotrettungskreuzer ihr Kind bekommen hatte. Verschiedene Radio- und Fernsehstationen, von RTL über Sat 1 bis zum NDR, meldeten sich bei ihr und wollten Informationen über das vermeintlich ungewöhnliche Geschehen. Während die Reporter von Pro 7 oder RTL die Dramatik der Situation darzustellen versuchten, brach Antje all diese Bemühungen auf Normalmaß herunter. *„Und der Wellengang?, wollten die wissen. – Ne, sagte ich, wir hatten keine Wellen. – Keine Wellen, ach so … Und das CTG? – Nein, wir hatten auch kein CTG mit. – Kein CTG? – Das konnten die ja nun gar nicht verstehen. Es* *musste ja nun ein bisschen mehr Dramatik sein. Und ich: Ja, nun, das Kind wurde auf dem Rettungskreuzer geboren, aber es kommt überall auf die Welt, wenn es will. Das konnten die ja nun überhaupt nicht verstehen. Die wollten eben das Besondere."* (Antje)

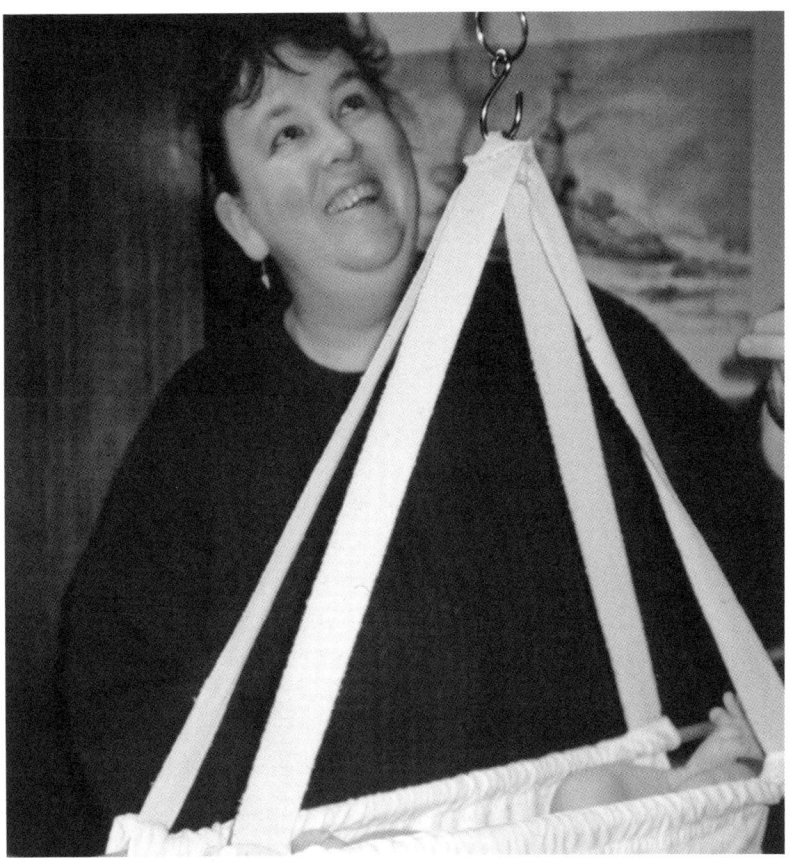

Wiegen an Bord

Die Deutsche Gesellschaft zur Rettung Schiffbrüchiger (DGzRS) gibt mittlerweile Pressemitteilungen zu Geburten auf dem Rettungskreuzer nur noch heraus, wenn mit der Familie abgesprochen ist, welche Informationen an die Öffentlichkeit kommen sollen.

Es ist natürlich auch für Antje ein Erlebnis gewesen, als sie sich mittags bei RTL in der Sendung „Punkt 12" wiederfand: „Die Hebamme Antje Hinrichsen von der Nordseeinsel Amrum …"

„Das war am Anfang schon spannend, aber mittlerweile habe ich auch keine große Lust mehr darauf. Ich war heilfroh, dass bei der letzten Rettungskreuzergeburt die Eltern nicht so viel Presse wollten." (Antje)

Vater und Mutter des Kindes, das 2011 auf dem Seenotrettungskreuzer geboren wurde, stimmten zwar einer Darstellung im „Insel-Boten" und in den „Amrum-News" zu, aber alles, was über diese Berichterstattung hinausging, wollten sie nicht.

Fünf Kinder kamen in der Dienstzeit Antjes auf dem Rettungskreuzer zur Welt. Die Eltern eines der Kinder wollten keine Berichterstattung über dieses Ereignis. Dennoch schickte der Norddeutsche Rundfunk einen Journalisten mit dem Hubschrauber nach Amrum. *„Können Sie nicht wenigstens das Kind besorgen?, fragten die mich. – Nein, antwortete ich, die wollen keine Presse."* (Antje) Obwohl sie die Situation im Vorfeld mit dem NDR abgeklärt hatte, reiste dennoch ein Team auf die Nordseeinsel, um Aufnahmen von dem Rettungskreuzer zu machen. *„Ich meine: Gut, es ist natürlich andererseits auch toll, wenn einmal etwas Schönes passiert und die dann darüber berichten wollen. Aber für die Eltern ist es nervig. Das Kind ist gerade einmal einen Tag alt. Die Journalisten wollen ihre Nachricht nicht nach einer Woche, sondern die wollen das gleich haben, und das ist natürlich etwas schwierig."* (Antje)

> Mitte Mai stand fest, dass wir
> unsere Berliner Wohnung auf-
> geben werden. Mein neues
> Zuhause würde auf Amrum sein.
> (Hubertus)

In schwierigen Situationen stellt sich immer wieder die Frage: Wie kommen wir von der Insel weg? Die Fähre oder der Seenotrettungskreuzer können ihren Weg über die Nordsee nur zurücklegen, wenn die Witterungsverhältnisse es zulassen. Während des Winters 2009/10 gab es wochenlang starken Eisgang zwischen Dagebüll und Wittdün, der den Fährverkehr sehr behinderte. Antje betreute in diesen Wochen schwangere Frauen, und es hätte jederzeit das Telefon klingeln können mit der Nachricht: Ich habe Wehen! Das Kind kommt! *„Es war dann auch Sturm, wo du immer denkst: Na gut, Sturmflut, der Hafen von Wyk ist überflutet. Und wenn heute Nacht das Telefon klingelt, was machen wir dann? Aber jetzt sage ich immer: Ich rege mich auf, wenn es so weit ist. Gucken wir dann mal, ob wir wegkommen oder nicht."* (Antje)

Falls widrige Wetterbedingungen ein Verlassen der Insel auf dem Seewege oder über die Luft unmöglich machen, müssen zur Geburt gegebenenfalls die Ärzte hinzugezogen werden, die auf Amrum praktizieren. Eine medizinische Betreuung ist auf der Insel immer gewährleistet, nicht nur durch die beiden niedergelassenen Allgemeinmediziner, sondern auch durch das medizinische Personal, dass in den Kliniken Satteldüne und AOK-Nordseeklinik tätig ist.

Bereitschaftsdienst, 365 Tage im Jahr

Hebamme auf Amrum zu sein, bedeutet, an 365 Tagen im Jahr zur Verfügung zu stehen, immer den Anrufbeantworter im Blick zu haben, das Handy unausgesetzt mit sich herumzutragen, um erreichbar zu sein. Als Antje 1997 ihre Arbeit aufnahm, verfügte sie noch nicht über ein Mobiltelefon. Also sprach sie permanent neue Nachrichten auf den Anrufbeantworter, um anzuzeigen, wo sie sich gerade aufhielt. *„Ich traute mich nicht, spontan irgendwo* *reinzuschneien oder länger für eine Stunde irgendwo hinzugehen. Wenn eine Bekannte sagte: Komm, wir gehen noch einen Kaffee trinken, sagte ich: Ne, das geht jetzt leider nicht, weiß keiner, wo ich bin. Das war natürlich noch nerviger am Anfang."* (Antje)

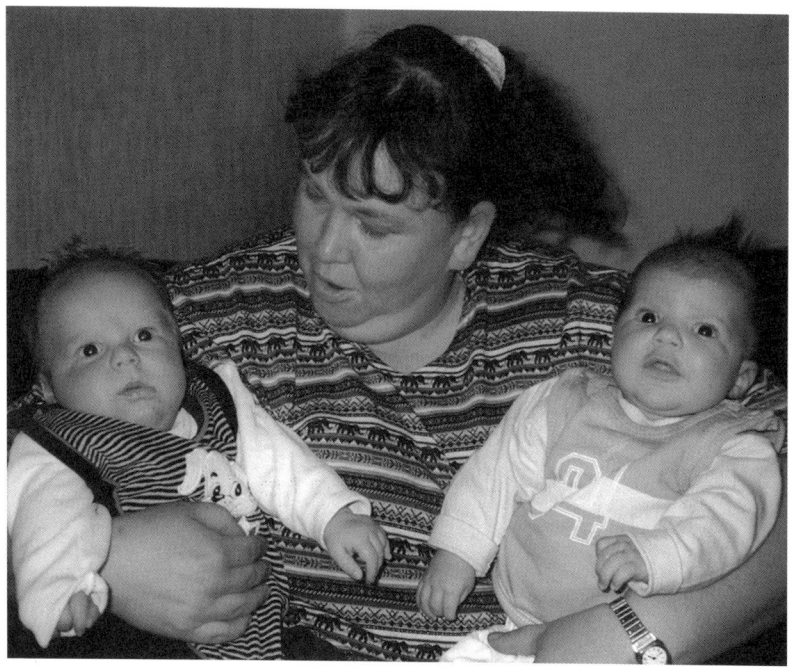

Antje mit Malte und Leon

Der ununterbrochene Bereitschaftsdienst ist anstrengend und kennzeichnet die Situation einer Hebamme auf Amrum besonders deutlich. Ihre angebotene Dienstleistung ist so singulär, dass sie von allen werdenden Müttern, die Hilfe brauchen, nachgefragt wird, vierundzwanzig Stunden am Tag.

Ein Programm mit Vorbereitungskursen für die schwangeren Frauen gehört seit 1997 zu Antjes Angeboten. Dazu gehören Wassergymnastik, d. h. Geburtsvorbereitungen im Wasser, und ein Partnerabend für die Eltern, die ihr erstes Baby bekommen. *„Jede Kollegin macht das ja auch ein bisschen anders. Ich lege eben nicht so viel Wert auf Atemtechniken lernen. Wir haben dann so schwangerschaftsspezifische Themen, also: Was macht man bei Sodbrennen? Wie bereite ich meine Brustwarzen vor? Soll ich eine Damm-Massage machen? Ich mache das nicht so wie viele Kolleginnen auf dem Festland, die ihre festen Kurse haben. Die haben dann eben das Thema Geburt, Nachsorge usw. Die wissen dann genau, an welchem Abend sie welches Thema behandelt haben. Wir machen das so, wie es kommt."* (Antje)

Die Wassergymnastik findet im Schwimmbad des Hotels „Seeblick" statt. Die Chefin freut sich immer wieder über die kugelrunden Bäuche der Mütter, die sich in der Lobby versammeln. Die Nutzung des Bades ist unentgeltlich, d. h., das Hotel fordert keine Gebühren. Als „Dankeschön" gehen die Mütter, wenn die Kinder schließlich geboren sind, im Restaurant des Hotels essen.

Antje erhält pro Frau und Stunde eine Aufwandsentschädigung von fünf Euro brutto. Wenn noch Kosten für die Anmietung von Räumlichkeiten anfielen, rentierte sich die Veranstaltung nicht mehr. *„Aber das ist hier mit dem Seeblick genial, dass wir hier umsonst schwimmen dürfen, denn sonst hast du immer noch den Eintritt, und das überlegen sich dann auch viele Frauen, ob sie jetzt eine Stunde ins Schwimmbad gehen sollen und das zwölfmal."* (Antje)

> Mitte Juni nahm meine Frau zum
> ersten Mal an der Schwangerschafts-
> gymnastik im Schwimmbad des
> Hotels Seeblick teil. Ihr Bauch hatte
> sich gerundet, und das Kind war recht
> aktiv: es trat, machte Purzelbäume,
> bewegte sich fühlbar. Wir kauften ein:
> Kinderwagen, Anziehsachen, Bettchen,
> Kindersitz fürs Auto. Wir durchstreif-

ten die Geschäfte für Babybedarf,
deckten uns ein und fuhren alles nach
Amrum. (Hubertus)

5. April 2001, Malte

Bärbel ist zum fünften Mal schwanger. Das letzte Kind wurde vor vierzehn Jahren geboren. Während der Schwangerschaftsgymnastik bekommt Bärbel plötzlich eine Wehe. Antje sagt zu ihr: „Bärbel, nun geh mal besser raus, nicht, dass die Fruchtblase platzt, während du hier im Wasser bist." – „Das ist noch nie geschehen", antwortet Bärbel, „Marret hat die immer kaputtmachen müssen." Dennoch verlässt Bärbel das Wasser. Einige Minuten später hören die Frauen Geschrei. Sie schauen sich an. Was ist denn jetzt los? *Eins der Mädchen war schon draußen. Ich sage: Esther, geh mal bitte gucken! Esther kommt lachend wieder: Die Fruchtblase ist kaputtgegangen."* (Antje)

Antje begleitet Bärbel nachhause. Doch niemand ist da, weder der Vater noch eines der vier Kinder. Bärbels Wehen kommen in rascher Folge. Plötzlich hören sie immer lauter werdende Musik aus dem Wohnzimmer. Der jüngste Sohn Heiko, Antjes Patenkind, ist mittlerweile nachhause gekommen und stellt die Lautstärke mit jedem Schrei, den Bärbel ausstößt, etwas höher. *„Dann wurde Malte geboren, und alles war toll. Ich habe den Jungen dann eingepackt, der Papa hat ihn runtergetragen und einmal gezeigt. Die beiden Mädchen waren nicht da, nur der Junior war zuhause. Der war denn entspannt und sagte: Dann kann ich ja in die Badewanne gehen. Wir haben getüddelt und das Kind angezogen. Ich sag: Ich gehe jetzt runter in die Küche und hole mir was zu trinken. Da kam mein Patenkind aus der Wanne, mit dem Handtuch umgewickelt und sagte: Danke, liebste Tante Antje, dass du meiner Mama geholfen hast. Das war so süß. Ich bin dann* *wieder nach oben gegangen und habe Rotz und Wasser geheult. Es war so rührend."* (Antje)

Mittlerweile ist Bärbel Oma von zwei Enkelkindern im Alter von ein und vier Jahren.

8. Juni 2010, Keno – Geburt im Rettungswagen

Im Mai 2010 erhält Antje einen Anruf einer Schwangeren, die über ein Ziehen im Bauch klagt und fragt, was sie tun soll. Antje rät ihr, in die Badewanne zu gehen. Entweder werde das Zuckeln und Ziehen aufhören oder es werde stärker.

Am Abend gegen zwanzig Uhr klingelt erneut das Telefon. „So ein Mist!", schreit die Frau. „Wäre ich bloß nicht in die Badewanne gegangen. Jetzt habe ich Wehen."

„Ja, freu dich doch!", sagt Antje. Und: „Ich bin gleich bei dir." Antje fährt nach Wittdün, untersucht die Schwangere und stellt fest, dass sich der Muttermund etwas geöffnet hat. „Gut", sagt Antje, „wir fahren jetzt mit dem Rettungswagen zum Anleger." In der Zwischenzeit ist der Opa gekommen, um auf die erste Tochter aufzupassen, während die Mama ins Krankenhaus gebracht werden soll.

Der Seenotrettungskreuzer liegt im Seezeichenhafen. Das Schiff hat in den Monaten zuvor eine neue Schwimmbrücke bekommen, sodass ein Ein- und Aussteigen einfacher geworden ist und nicht mehr die Notwendigkeit besteht, dass der Rettungskreuzer am Fähranleger anlegen muss. Für Antje ist es jedoch etwas unpraktisch, dass das Schiff im Seezeichenhafen liegt, weil sie ihr Auto nicht dort abstellen will. So fährt sie zunächst zum Fähranleger, parkt dort und wird dann vom Rettungswagen zum Schiff der DGzRS gebracht.

So geschieht es auch an diesem Abend. Doch auf der Fahrt vom Fähranleger zum Seezeichenhafen bekommt die Schwangere ihre ersten Presswehen. Das ereignet sich nahe des DRK-Heimes in der Inselstraße. Auf Höhe des Badelandes bekommt sie ihre zweite Presswehe. *„Höhe Spielplatz, also nicht weit vom Rettungskreuzer, sagt sie: Jetzt hat es aber nicht so doll gedrückt. Okay, sage ich. Wir also angehalten, die Tür geht auf, ich sage: Tür zu! Wir müssen erst einmal gucken! Hier verlässt niemand den Raum. Sie auf die Liege rauf, weil sie saß, und ich sage: Wir fahren jetzt nirgendwohin in der nächsten Zeit. Drück mal mit der nächsten Wehe! Da konnte man die Fruchtblase sehen. Ich habe die Fruchtblase kaputtgemacht, und mit der nächsten Wehe war das Kind da."* (Antje)

Es ist eng im Rettungswagen. In der Mitte ist die Trage angebracht, links und rechts davon stehen Antje und der Vater des Kindes. Für die beiden Rettungsassistenten fehlt da schon der Platz. *„Die mussten dann den Koffer halten, da kam ich nun auch nicht mehr dran. Ich musste ja nun bei der Frau bleiben. Ich sagte dann: Hallo, gib mir mal bitte die Handschuhe! Gib mir mal die Nabelklemme! Die haben so eine Situation natürlich auch noch nicht erlebt."* (Antje)

Einige Minuten später kommt die Plazenta, sodass die Frau, ihr Mann und das Baby mit dem Rettungswagen wieder nachhause gefahren werden können.

In der Zwischenzeit steht der Schwiegervater der Schwangeren mit der vierjährigen Tochter auf dem Balkon des Hauses in Wittdün und fragt sich: Wo bleibt denn nur der Rettungskreuzer? Zwar hat der Vater des Neugeborenen versucht, den Opa anzurufen, um ihm mitzuteilen: „Das Baby ist da, wir kommen wieder!", aber der war nicht ans Telefon gegangen. Nun steht der Rettungswagen wieder vor der Tür, der Vater des Babys geht in die Wohnung, und der Opa fragt: „Hast du was vergessen?" – „Ne", antwortet der Vater. „Das Baby ist schon da." – „Wie, das Baby ist schon da?", fragt der Opa erstaunt. „Was ist denn hier los?"

Der Vater fährt noch rasch in die Satteldüne, um Vitamin-K für das Baby zu beschaffen, das als Kofaktor für mehrere Gerinnungsfaktoren wichtig ist[3]. Antje erledigt derweil die Formalitäten, um die erste Geburt eines Kindes im Rettungswagen auf Amrum zu dokumentieren.

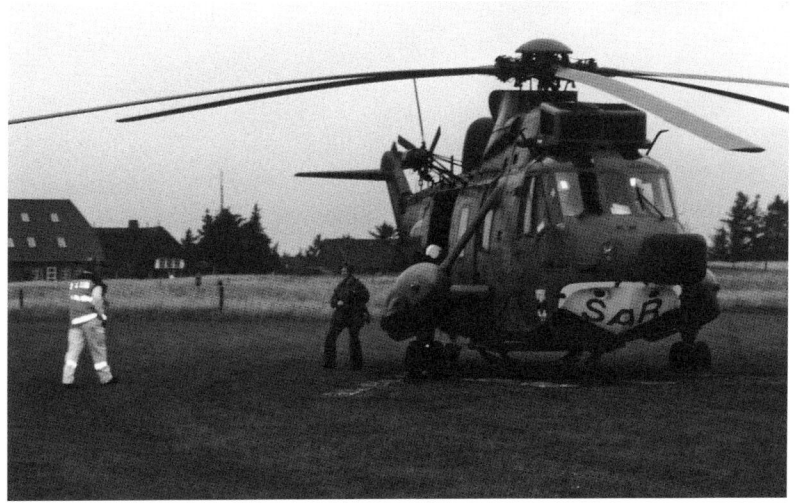

SAR-Hubschrauber „Sea-King" im Einsatz auf Amrum

Logistisch folgen die Einsätze des Rettungskreuzers genauen Vorgaben: Nach der Meldung der schwangeren Frau ruft Antje bei der Rettungsleitstelle in Flensburg an und teilt mit, dass sie eine Patientin zu verlegen hat. Wenn sie einen Hubschrauber anfordert, zieht sie noch einen der beiden Inselärzte hinzu. Die Leitstelle organisiert dann den Krankenwagen, ruft bei der DGzRS an und fordert den Rettungskreuzer an. Der ist rund um die Uhr besetzt, sodass er jederzeit in See stechen kann. In der Zwischenzeit wird der Krankenwagen in Wyk alarmiert, sodass der vor Ort ist, wenn der Rettungskreuzer in Föhr ankommt. Die Überfahrt zur Nachbarinsel dauert mindestens eine halbe

Stunde. Liegt gerade eine Fähre in Wittdün, kann es nach Einschätzung der Befindlichkeit der Patientin auch möglich sein, dass das Schiff der WDR in Anspruch genommen wird, wobei sich die Fahrtzeit um eine halbe Stunde erhöht.

Ist der Seenotrettungskreuzer gerade im Einsatz oder wegen Reparatur außer Dienst, wird der Hubschrauber angefordert. Während des Tages fliegt er von Niebüll zur Nordseeinsel, in den Nachtstunden startet ein Helikopter aus Rendsburg. Die Wartezeit beträgt etwa fünfzehn bis zwanzig Minuten. Der SAR (Search and Rescue)-Hubschrauber der Bundeswehr, der bei schwierigen Wetterverhältnissen zum Einsatz kommt, ist in Kiel stationiert. Hier kann es allerdings schon bis zu einer Stunde dauern, bis er auf Amrum landet.

3. April 1997 – Erster Hubschrauberflug

Gleich bei der ersten Schwangeren, die entbunden werden will, bringt Antje die Frau mit dem Retter nach Wyk. Die erste Fahrt mit dem Rettungskreuzer war es nicht, denn Antje ist im Auftrag von Frau Dr. Kerler des Öfteren dazu aufgerufen gewesen, eine Patientin zu begleiten. Aber es ist spannend, das erste Mal eigenverantwortlich handeln zu müssen. Das Krankenhaus in Wyk ist – relativ – fremd. Wo muss sie wen anrufen?

Bei dieser ersten Geburt, die Antje auf Amrum betreut, will die Frau in Wyk entbinden. Doch einer der beiden Chirurgen im Wyker Krankenhaus ist über die Herztöne des Ungeborenen besorgt und sagt: „Die Frau müssen wir nach Flensburg verlegen." Und zu Antje: „Und Sie fliegen mit." – „Wie bitte? Ich fliege mit?" Ganz toll, denkt sie, denn bisher ist sie noch nie mit einem Hubschrauber unterwegs gewesen.

Nachdem der Helikopter Antje und die schwangere Frau im Flensburger Krankenhaus abgesetzt hat, stellt sich für die Hebamme die Frage, wie sie zurück nach Amrum kommen soll. Mit einem Taxi lässt sie sich in der Nacht die fünfzig Kilometer nach Dagebüll fahren und nimmt am Morgen die erste Fähre nach Wittdün. Auf diese Weise führte die erste Geburt, die sie auf Amrum betreute, gleich zum ersten Hubschrauberflug.

Flüge mit dem Helikopter waren und sind außergewöhnliche Ereignisse. Zu den besonders Aufregenden gehörte der, den Antje an einem Pfingstsonntag unternehmen konnte. Sie begleitete eine Frau im „Sea King", die nach Flensburg geflogen werden musste. Dort sagte der Pilot zu ihr: „Wir haben ein technisches Problem, wir müssen jetzt erst einmal nach Kiel, die Hubschrauber tauschen und dann bringen wir dich und die Trage wieder nachhause." – „Ah, vielen Dank", antwortete Antje, „aber ich glaube, ich laufe lieber." Sie flog schließlich doch mit, nicht besonders entspannt, weil ihre Gedanken ständig um den Ausdruck „technisches Problem" kreisten. Als der Helikopter schließlich in Kiel aufsetzte, erreichte sie ein Anruf des Rettungssanitäters auf Amrum. „Wo bleibt ihr denn?", fragte der. – „Wieso?", erwiderte Antje, „wir müssen doch erst den Hubschrauber tauschen. Wir sind hier in Kiel." – „Wie in Kiel?", fragte Andreas, der Rettungssanitäter. „Wir stehen hier auf dem Landplatz, und ihr kommt und kommt nicht wieder. Was macht ihr denn?" Antje erwiderte: „Das kann ich ja nun nicht wissen, dass die euch nicht informiert haben. Davon bin ich ausgegangen."

Der Rückflug von Kiel nach Amrum entschädigte aber dann für die Unruhe, der Antje auf den Weg von Flensburg nach Kiel ausgesetzt gewesen war. Die Rapsfelder blühten und leuchteten in strahlendem Gelb, die Sicht auf das Watt, auf Schlüttsiel und die Halligen war traumhaft.

Für schwangere Frauen, die mit einem Hubschrauber in eine Klinik gebracht werden müssen, bedeutet ein solcher Einsatz

„Stress pur". Auf der anderen Seite: „*In einer solchen Situation hat eine Frau natürlich so viel Adrenalin im Blut ... Sie hat einen Blasensprung, sie hat Wehen, sodass sie mit ihren Gedanken bei ihrem Kind ist, hoffentlich geht alles gut. Mit dem Rettungskreuzer ist es schon etwas Besonderes, aber es ist eben Schiff fahren, aber wenn dann auf einmal der Hubschrauber vor dir steht und du dann da rein musst, ist es schon noch etwas anderes. Dennoch: Die einheimischen Frauen sagen dann schon zu mir, wenn der Hubschrauber vor ihnen steht: Du kommst aber mit.*" (Antje)

Eine Entbindung im Hubschrauber hat es bisher allerdings nicht gegeben. In dem kleinen Rettungshubschrauber der DRF-Luftrettung aus Niebüll wäre das auch gar nicht möglich. Sollte das Kind wider Erwarten just in dem Moment in die Welt drängen, in dem sich der Hubschrauber in der Luft befindet, müsste er augenblicklich landen. „*Auch der Sea King müsste landen. Der ist schon relativ groß, da kann ich sogar stehen. Aber wenn der dann fliegt, der rüttelt schon ganz ordentlich. Wenn der Sea King kommt, ist meist ja auch das Wetter nicht so gut. Das ist schon etwas abenteuerlich.*" (Antje)

4. Juni 1999, Malte –
Entbindung während der Fahrt in den Urlaub

Es ist die zweite Schwangerschaft der Patientin. Als sie sich bei Antje meldet, muss die ihr leider sagen: „Tut mir leid, ich kann dich in dieser Zeit nicht betreuen, ich habe Urlaub gebucht." – „Egal", sagte die Frau, „wir haben Feierlichkeiten in der Familie zuhause, dann fahren wir eben nach Husum." An dem Morgen, an dem Antje ihren Urlaub beginnen und die Insel verlassen will, ruft die Frau an: „Ich habe gerade einen Blasensprung gehabt", teilt sie Antje mit. „*Ich bin hingefahren. Die wollten eigentlich ein späteres Schiff nehmen. Nein, sage ich, dann fahren wir gleichzeitig. Wir hatten natürlich unsere Probleme, von wegen Fährplatz. Dann nehmen wir eben einen Krankenwagen mit, habe ich gesagt. Wir sind also Kolonne nach Husum gefahren.*" (Antje)

Während dieser Fahrt bekommt die Frau Wehen. In Husum angekommen, realisiert die dortige Hebamme nicht gleich, dass Antje nicht zur Familie gehört, sondern eine Kollegin ist. „Ach so", sagte die Husumer Hebamme, „dann mach du doch!" Und so bringt Antje das Kind zur Welt, bevor sie weiter nach Hamburg fährt. „*Ja, das war auch sehr kurios. Das war mal eben auf den Weg in den Urlaub. Da habe ich in Husum das Kind rausgelassen.*" (Antje)

Als sie in Hamburg im Hotel ankommt, zieht sich Antje in der Tiefgarage um. Mit der Kleidung, die sie während der Geburtshilfe getragen hat, will sie nicht in die Lobby. Zwei Jahre später trifft sie in dem Hotel, in dem sie erneut übernachtet, bevor sie in den Urlaub weiterfliegt, das gleiche Personal: „Oh, hallo Frau Hinrichsen", wird sie begrüßt, „haben Sie vielleicht unterwegs wieder ein Kind entbunden?" – „Nein", erwidert sie, „diesmal nicht."

> Im Juli hatte der Bauch meiner Frau
> einen Umfang von 104 Zentimetern.
> Stattlich. Sie ging regelmäßig zur
> Schwangerschaftsgymnastik und fand
> Gefallen an den Übungen. (Hubertus)

11. Oktober 2010, Franziska –
Drei Tage auf Föhr, bis das Kind endlich kommt

Trotz Einleitung lässt das Kind auf sich warten. „*Jeden Nachmittag haben wir überlegt: Wo gehen wir denn jetzt hin? Am ersten Abend waren wir chinesisch essen, am zweiten griechisch, am dritten Abend war das Kind schließlich da, da haben wir Pizza bestellt.*" (Antje)

Es ist das zweite Kind Marions. Bei der Rückbildungsgymnastik nach der ersten Schwangerschaft haben sich Antje und Marion angefreundet. Das erste Kind wurde in Eckernförde geboren, weil eine Schwangerschaftsdiabetes auftrat und Marion in Wyk nicht ausreichend betreut werden konnte. Beim zweiten Kind hält Herr Ranke es für notwendig, am berechneten Geburtstermin wegen einer erneuten Schwangerschaftsdiabetes mit der Einleitung zu beginnen. Am dritten Tag sagt Antje: „Jetzt wird es aber so langsam Zeit, ich habe bald nichts mehr zum Anziehen." – „Ach, das macht nichts", sagt Marion, „ich habe genug Kleidung dabei. Wir haben ja die gleiche Konfektionsgröße. Du kannst was von mir haben. Ich will nicht nach Amrum. Da muss ich dann mit dem Retter zurück. Und es ist so ein Sturm …"

Schließlich ist es dann doch so weit: „*Wir saßen da und lasen, der Mann und ich, da sprang sie auf einmal aus dem Bett. Wie? Hast du einen Krampf im Bein?, habe ich gefragt. – Ich habe eine Wehe, verdammt!, hat sie geantwortet. Nach fünf Minuten sprang sie wieder aus dem Bett. Ich sagte: Na gut, dann lass uns mal in den Kreißsaal gehen, CTG schreiben, damit das Kind nicht hier geboren wird.*" (Antje)

Die Schwangere geht mit Antje zum Kreißsaal, Herr Ranke erscheint, sagt aber zu Antje: „Ach, das Kind kommt noch nicht. Schrei einfach über den Flur, wenn es so weit ist." Schon zehn Minuten später brüllt Antje: „Walter!" „*Erst wollte sie nicht, dann kam sie mit Gebrüll, unsere Franziska. Die ganze Nacht mit Tante Antje über den Flur gerannt, denn das Kind schrie und schrie und schrie, während Papa und Mama schliefen.*" (Antje)

31. Dezember 1998, Tobias

Eine Frau sagt Antje schon bei der Anmeldung: „Ich bekomme mein Kind Silvester, und es wird ein Junge." Dabei ist es erst

August, und die Aussage der Frau verursacht einiges Erstaunen bei Antje.

Am Morgen des 31.12. klingelt das Telefon bei der Hebamme. Es ist der Ehemann der Schwangeren: „Hallo, wir haben heute einen Termin mit dir. Es ist Silvester, unser Kind wird heute geboren." Antje ist verdutzt. Tatsächlich kommt das Kind wenig später gegen sieben Uhr zur Welt – und es ist ein Junge. *„Unglaublich. Da war das noch nicht so mit Ultraschall, ob es nun ein Junge oder ein Mädchen wird. Nein, sagte sie, es wird ein Junge, und der kommt auch Silvester. Das war wirklich kurios."* (Antje)

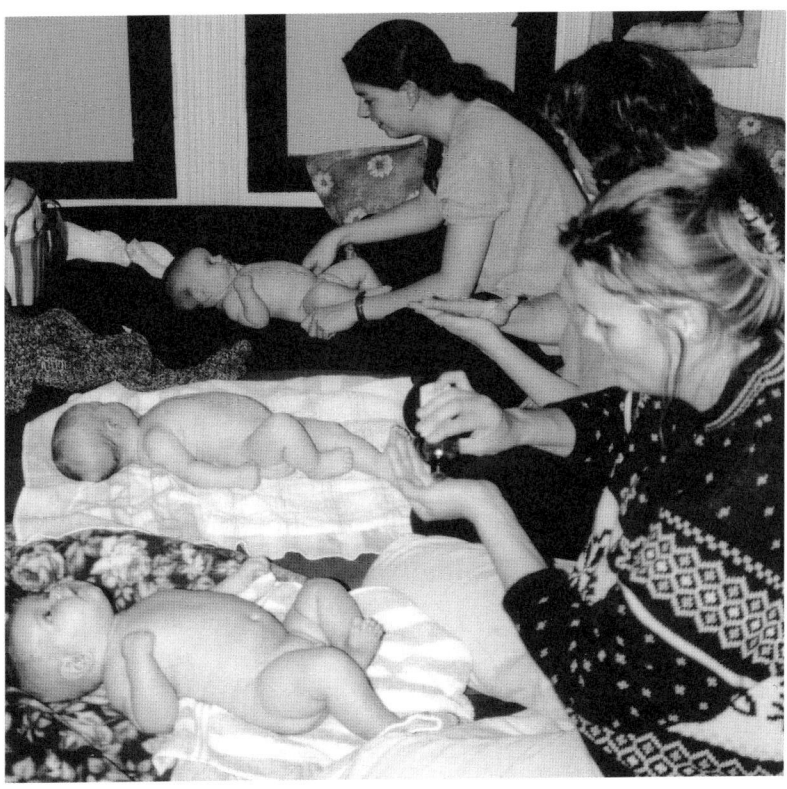

Babymassage

Die Normalität

Ist das Baby schließlich geboren, kümmert sich Antje in der Nachsorge täglich für zehn Tage um Mutter und Kind. Danach schaut sie jeden zweiten Tag vorbei und kommt schließlich nur noch wochenweise. Die Intensität, mit der sich Antje um die Nachsorge kümmert, hängt entscheidend davon ab, welche Probleme auftreten. So kann es bei der Frau zu Brustentzündungen kommen, oder mit der Naht ist etwas nicht in Ordnung, der Bauchnabel des Kindes ist noch nicht abgefallen, es isst nicht genug. In solchen Fällen ist sie dann vierzehn Tage lang täglich bei Mutter und Kind. *„Es gibt Frauen, bei denen ich nach einer Woche schon denke: Hier brauche ich nicht mehr hin, bei anderen fahre ich nach einer Woche noch jeden zweiten Tag. Es kommt also immer darauf an, welche Probleme auftreten. Aber wenn du gerade so ein erstes Kind hast, dann stellen sich Fragen: Wie mache ich das jetzt? Wie soll ich die Milch jetzt anrühren? Wie soll ich jetzt zufüttern? Wie soll das Kind liegen? … – was auch immer. Da fängst du bei Adam und Eva an zu erzählen manchmal.“* (Antje)

Frauen, die Antje nicht loslassen können, erlebt sie selten. *„Manchmal ist es schon so, dass eine Frau sagt: Schade, jetzt ist das Jahr schon vorbei! Ich kann mir schon vorstellen, dass das nicht so einfach ist, auch hier auf Amrum, wenn du täglich oder zweimal täglich von deiner Hebamme Besuch hast und dann auf einmal: fertig. Jetzt seid ihr groß und tschüss.“* (Antje) Dadurch, dass sie für die Dauer eines Jahres die Wiegestunden durchführt, somit ein weiterer Kontakt gewährleistet ist, finden die Frauen, die Antje über Monate betreut hat, in ihr weiterhin einen Ansprechpartner. *„Denn die Frauen wissen ganz genau, dass sie immer wieder anrufen können. Oder sie kommen mit dem Kinderwagen vorbei. Dann gucke ich natürlich nach dem Kind. Und sie wissen: In vier Wochen ist ja wieder Wiegestunde.“* (Antje)

Die Wiegestunden, bei denen sich die Mütter regelmäßig treffen, um bei Kaffee und Kuchen die Babys und Kleinkinder von Antje wiegen und messen zu lassen, sind eine feste Größe in der Nachsorge.

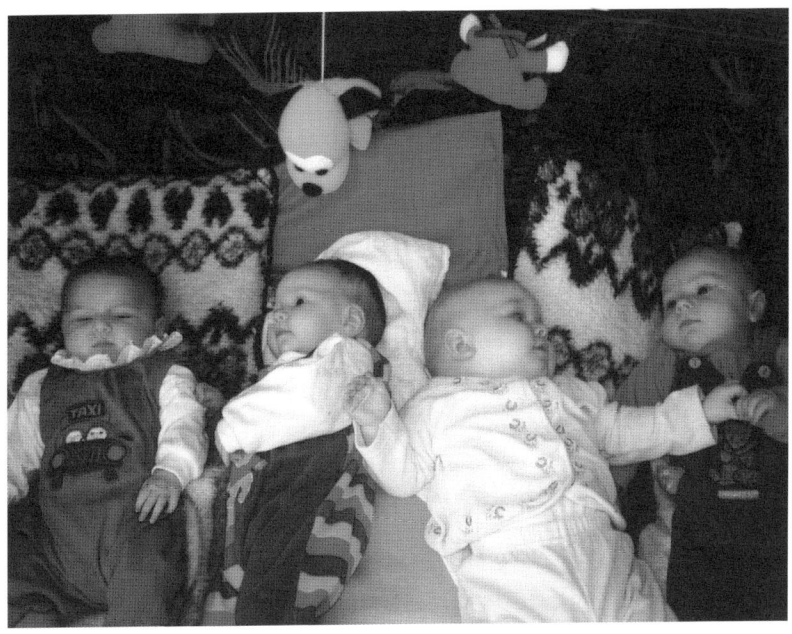

Wiegestunde mit Yasemin, Christina, Elena und Tobias

Die Wiegestunden führte Frau Claußen gemeinsam mit einem Amtsarzt durch, der einmal im Monat nach Amrum kam. Bei diesen Treffen wurden D-Fluoretten und Eisenpräparate an die Frauen verteilt. Ende der achtziger Jahre beschlossen die Mütter, dass die Wiegestunden nicht mehr im Lesesaal der Kurverwaltung in Norddorf stattfinden sollten, sondern im regelmäßigen Wechsel bei einer der Frauen daheim. Antje übernahm diese Regelung. Die Wiegestunden werden von den Müttern gern wahrgenommen, bieten sie doch für die Frauen die Möglichkeit, sich in ungezwungener Runde zu treffen und sich über den Alltag mit den Babys und Kleinkindern auszutauschen. „*Das ist sehr nett. Das gibt es eben auch nicht überall. Es gibt Krabbelgruppen oder Stillcafés, die Kliniken anbieten. Es wird immer gut angenommen.*" (Antje)

Ohne Zweifel begünstigt die Inselsituation aber das Loslassen-können: Alles liegt nahe beieinander, die Menschen begegnen sich relativ häufiger als in der Großstadt. Der Kontakt zu den Frauen, denen Antje bei der Entbindung zur Seite gestanden hat, und zu den Kindern, denen sie ins Leben half, bleibt bestehen. Amrum ist zu klein, als dass sich die Menschen aus dem Weg gehen könnten.

Dabei ist es in der Nachsorge eher ungewöhnlich, dass die Hebamme, wie auf Amrum, für bis zu zwei Wochen täglich nach Mutter und Kind schaut. Jedoch sieht sich Antje nicht immer zum Handeln berufen: „*Manchmal, wenn die Lütte dann schläft, und ich will ihr jetzt nicht auf den Po gucken, weil der vielleicht wund ist, oder auf dem Bauchnabel, dann lasse ich die Kinder auch manchmal schlafen, weil ich das jetzt nicht unbedingt machen muss, denn ich bin ja am nächsten Tag wieder da.*" (Antje)

Auf dem Festland scheint die Erwartungshaltung jedoch oft eine andere zu sein. Die Hebamme muss aktiv werden. Wenn sie bei ihrem Besuch das Baby nicht von oben bis unten ausgezogen und angeschaut hat, dann ist das nicht in Ordnung. Auf der anderen Seite: „*Wenn ich dann komme und will unbedingt was, dann mache ich das natürlich auch. Wenn das Kind schläft, und ich will ihm in die Augen sehen, weil es gelb ist, und ich muss entscheiden: Schicke ich es jetzt in die Satteldüne oder nicht, dann ist es mir egal, ob es schläft oder nicht.*" (Antje)

Das Wichtigste in der Nachsorge aber ist das Gespräch. Schwierigkeiten, die Antje im Vorfeld bereden kann, muss sie später nicht unausgesetzt neu erörtern.

Schwangerschaften, bei denen die Frauen von Beginn an Probleme gehabt haben, erlebte Antje sehr selten. *„Es gibt mal Frauen mit hohem Blutdruck oder einer Schwangerschaftsdiabetes, aber sonst habe ich Gott sei Dank nicht sehr viel erlebt.“* (Antje)

Lässt sich der Blutdruck nicht einstellen oder arbeitet die Plazenta nicht wie gewünscht, werden die Frauen in der Regel in ein Krankenhaus nach Flensburg geschickt.

Antje hat auch in der Nachsorge ihren eigenen „Stil“ entwickelt, der sich von dem ihrer Vorgängerin oder anderer Hebammen unterscheidet: *„Meine Freundin war neulich mit zur Nachsorge und sagte: Du machst ja gar nichts, Antje! – Da sag ich: Was soll ich denn jetzt auch tun? – Ja, aber Marret hat die Kinder aus dem Bett genommen, ausgezogen, gewaschen, wieder angezogen, die Kinder an den Busen gedrückt ... Ich sage: Ja, Maren, das macht man aber nicht mehr. – Komisch ... Als wir dann losgingen, fragte sie: Wo ist denn dein Koffer? – Ich sagte: Ich brauche keinen Koffer. – Du musst doch Sachen mitbringen. – Ich sage: Ich brauche nichts. – Wie du brauchst nichts? – Ne, ich brauche nichts. Morgen bringe ich einen Tupfer mit wegen der Nabelschnur. Außerdem wohnt die Frau ja gleich nebenan, da brauche ich nur durch den Garten laufen, dann bin ich da. – Du musst doch wiegen. – Ne, das Kind piescht und hat Stuhlgang, da brauche ich nicht jeden Tag wiegen. – Ja, ach so, alles anders. – Ja, sage ich, alles anders. Alles nicht mehr so, wie es mal war.“* (Antje)

Im August löste ich unsere Wohnung in der Hauptstadt auf und fuhr einige Male mit dem Auto, vollgepackt mit unserem Hab und Gut, von Berlin nach Amrum.

Die medizinische Betreuung durch den Gynäkologen war weiter bestens. Mittlerweile hatte sich das Kind auch gedreht, was meine Frau einigermaßen beruhigte. Wir hatten uns eingerichtet in unserer kleinen Amrumer Wohnung. Alles stand bereit für unsere kleine Tochter, die im September, also in etwa einen Monat geboren werden sollte. (Hubertus)

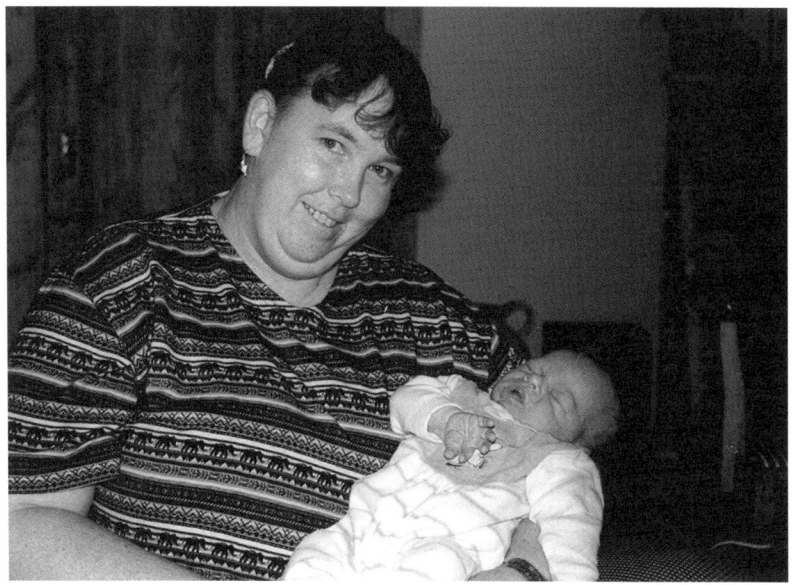

Antje mit Nils

Auch … eine Frage des Geldes

Für eine Geburt im Krankenhaus erhält Antje ein Honorar von 237,85 €. In Abrechnung gestellt wird dabei ein Zeitrahmen von acht Stunden, bis das Kind zur Welt kommt, sowie weitere drei Stunden, die der Nachsorge gelten. Dabei bleibt die zeitliche Beanspruchung, die Antje für die Versorgung der Frau auf Amrum aufwenden muss, unberücksichtigt und ist für die Krankenkasse nicht von Belang. *„Folgender Fall: Abends um neun ruft ein Ehemann an und sagt: Meine Frau hat einen Blasensprung. Dann komme ich, untersuche, mache ein CTG, sage: Gut, dann fahren wir morgen mit dem ersten Schiff, wenn nichts weiter ist. Abends um halb elf ruft der Mann wieder an: Meine Frau hat jetzt ganz doll Wehen! O.k., ich komm, wir fahren mit dem Retter rüber, sind um zwölf in Wyk, und die Frau entbindet um eins. Dann fällt das in diese Acht-Stunden-Grenze, und ich kriege das, was ich vorher auf Amrum gemacht habe, nicht bezahlt, weil das in diese Geburtspauschale fällt.“* (Antje) Für die Nachsorge erhält sie 27 €/Stunde brutto pro Termin, zzgl. Wegegeld. Die Geburtsvorbereitung in der Gruppe wird mit 5,71 € brutto je Teilnehmerin und Stunde honoriert.

Die Beiträge für die Versicherung wurden zum 1. Juli 2012 noch einmal um 15 Prozent angehoben, die Gesamtsumme liegt dann bei etwa 4200 €. Die finanzielle Belastung durch die Versicherung steigt, aber die Krankenkassen passen die Vergütung nicht an. Der Verdienst setzt sich zusammen aus den Bezügen für die Vorbereitungskurse, die Geburt und die Nachsorge. Bei etwa zehn bis zwölf Geburten pro Jahr sind die Einkünfte der Amrumer Hebamme alles andere als üppig. Daran ändert sich auch nichts, wenn die Betreuung schwangerer Touristinnen in die Berechnung einbezogen wird. Pro angefangene halbe Stunde erhält Antje hier 15,00 € brutto. Doch: *„Wenn ich eine Touristin habe, muss ich eine Akte anlegen, ich muss hinfahren, ich muss sie aktenkundig machen und in meinen Computer eingeben, ich muss eine Rechnung schreiben, ich muss eine Rechnung drucken, ich muss das online versenden, d. h., ich muss ein Abrechnungssystem haben, damit die die Krankenkassenrechnung verschlüsseln, denn wenn ich die als Papierrechnung verschicke, ziehen die mir fünf Prozent von der Rechnungssumme ab. Da ich das aber nicht verschlüsseln kann, muss ich* *ein Abrechnungssystem haben. Da habe ich einen Wartungsvertrag, für den ich 70 Euro pro Jahr bezahle, zuzüglich monatlicher Gebühren für Versand und Verschlüsselung.* (Antje)

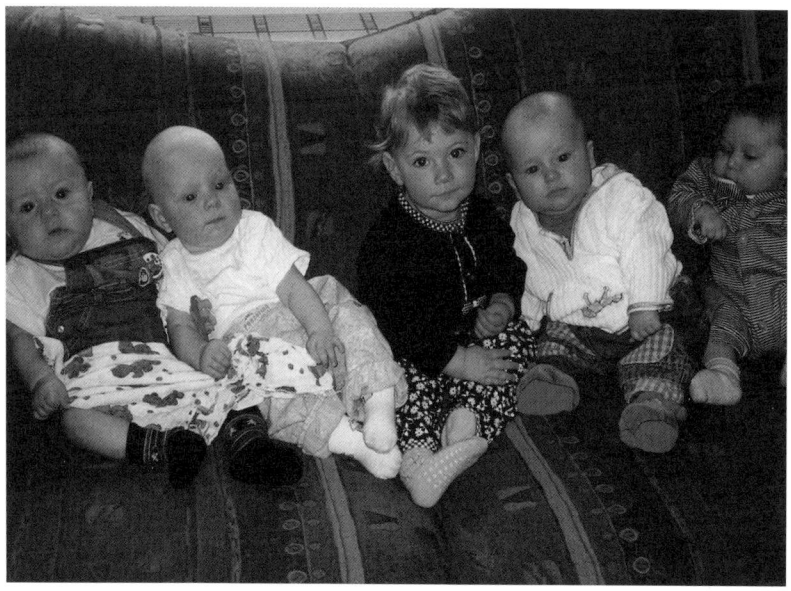

Wiegestunde mit Branden, Stine, Merle, Ocke, Elena

Das Problem, wie der Lebensunterhalt und darüber die Alterssicherung über die Tätigkeit als Hebamme gesichert werden können, beschäftigt Antje sehr: *„Ich arbeite ja bei meinem Schwager halbtags und bekomme natürlich auch nur die halbe Rente. Und auf Dauer, sag ich mal, muss ich mir was überlegen. Davon ab, er wird ja auch nicht jünger, die machen den Laden auch nicht ewig. Er wird jetzt dreiundsechzig. Und für die paar Kinder diese wahnsinnige Versichertensumme … Oder ich sage eben: Das wars mit der Geburtshilfe.“* (Antje)

Die Frage der Verantwortung gegenüber den Frauen stellt sich bei jeder Patientin auf die gleiche Weise: *„Wenn ich zu einer Touristin gerufen werde und die sagt: Ich habe so ein Ziehen im Bauch,* *dann kann ich die natürlich untersuchen, aber ich kann nicht so wirklich sehen, ob der Gebärmutterhals verkürzt ist. Die gehört dann im Prinzip schon zum Gynäkologen. Dann stelle ich mir natürlich die Frage: Was mache ich jetzt? Riskier ich es, dass ich sie hierlasse, oder fliege ich sie aus?"* (Antje)

Kolleginnen auf dem Festland berechnen Rufpauschalen zwischen 150 und 300 Euro dafür, dass sie zwei Wochen vor und zwei Wochen nach der Geburt für die Frauen erreichbar sind. Das macht Antje auf Amrum nicht, weil es notwendigerweise zu einer Ungleichbehandlung von Amrumerinnen und Touristinnen kommen würde. Dennoch: *„Normalerweise bewege ich mich, wenn ich eine Frau zu einem bestimmten Termin habe, drei Wochen vorher nicht von der Insel weg."* (Antje)

Die ständige Rufbereitschaft ist eine der größten Belastungen für die Amrumer Hebamme. *„Wenn ich es für die Amrumer Frauen mache, dann kann ich es einigermaßen einkalkulieren. Dann kann ich auch sagen, wo ich erreichbar bin. Es fällt mir auch nicht jedes Jahr leichter, nachts aus dem Tiefschlaf zu kommen und gleich topfit zu sein. Es gab Tage, da habe ich hintereinanderweg Kinder zur Welt gebracht. Und dann nachhause, da ist die Ferienwohnung, die ich vielleicht noch putzen muss, weil Wohnungswechsel ist. Dann der Kurs, den sag ich auch nicht ab. Mein Schwager möchte auch, dass ich mal wieder präsent bin: Hallo, könntest du heute mal wieder drei Stunden arbeiten. Das ist dann schon alles sehr anstrengend."* (Antje)

Grundsätzlich sollte davon auszugehen sein, dass die Gemeinden der Insel und ihre Bewohner ein Interesse daran haben, dass auf Amrum eine Hebamme praktiziert. Als Antje überlegte, ob sie zum 1. Januar 2011 aufgrund der stark gestiegenen Prämie für die Haftpflichtversicherung ihre Tätigkeit aufgeben sollte, übernahm der Amrum Rotary Club die Zahlung des Betrags zur Gänze. Damals waren sich die drei Bürgermeister der Amrumer Gemeinden und die Vertreter der Amrum Touristik einig, dass das Problem für die Amrumer Hebamme mit der einmaligen Zahlungsübernahme nicht gelöst ist. So wird die große finanzielle Belastung, die sich aus der Versicherungssumme ergibt, für Antje wieder zum Anlass, darüber nachzudenken, die Geburtshilfe aufzugeben: *„Ich bin hier niemandem verpflichtet, höchstens mir selber. Ich bin hier freiwillig hergekommen, weil ich Amrumerin bin und gerne wieder auf meiner Insel leben wollte. Und es sind jetzt fünfzehn Jahre, die ich hier bin.“* (Antje)

Antje bietet eine sehr komplexe Dienstleistung für die Menschen auf Amrum an, und es stellt sich immer wieder die Frage, warum dieser Einsatz nicht adäquat honoriert wird, sodass Amrums Hebamme von ihrer Arbeit leben kann. Welchen Beanspruchungen Antje ausgesetzt ist, zeigen die nachfolgenden Berichte.

Anfang September ging ich mit meiner Frau zu einem Informationsabend Antjes. Sie erzählte uns, was vor, während und nach der Geburt geschehen würde.

Acht Monate waren in der Zwischenzeit vergangen. Von Zeit zu Zeit las ich im Archiv der Amrum News etwas über Einsätze des Rettungskreuzers bei Geburten, über Hubschrauberflüge mit Schwangeren. Das brauchen wir nicht, dachte ich. Aber selbst die Vorstellung von einer Fahrt mit der Fähre, wenn denn die Wehen schon eingesetzt haben sollten und meine Frau sich in Schmerzen wand

– so das Bild, das ich mir machte
– behagte mir nicht. Ich dachte an
meine Großmutter, die acht Kinder
zur Welt gebracht hatte. Alle in den
eigenen vier Wänden. Mit Hebamme,
wenn die denn rechtzeitig informiert
werden konnte. Im Vergleich dazu
waren wir doch bestens umsorgt.
(Hubertus)

14. September 1999, Bjarne – Rettung in letzter Minute

Das Kind, dem Antje durch ihre Intuition das Leben rettet, wird zuhause geboren. In der Nacht, die der Geburt folgt, schreit der Junge ohne Unterlass. Den folgenden Tag verbringt er in tiefem Schlaf. Antjes Bauchgefühl meldet sich: Irgendetwas ist hier nicht in Ordnung, findet sie, obwohl sie selbst nicht genau zu sagen weiß, was sie beunruhigt.

„Wir haben ihn dann gebadet abends. Da hat er sich ganz kurz aufgeregt. Aber er war nicht blass, hatte kein blaues Munddreieck, er hat nicht geflügelt, er war irgendwie nur faul. Aber ich habe gedacht. Irgendwas ist da. Siebter Sinn, keine Ahnung. Dieses Kind gefiel mir nicht." (Antje)

Der Junge will die Flasche nicht haben, er macht den Mund nicht auf, ist total apathisch. Antje ruft Dr. Kiosz an, den Chefarzt der Satteldüne, der untersucht das Herz des Jungen und sagt: „Ich höre ein Herzgeräusch. Wenn wir auf dem Festland wären, würde ich sagen: Gehen Sie schnellstmöglich zum Kinderkardiologen in eine Kinderklinik. Sind wir aber nicht. Sie kommen jetzt in die Satteldüne, dann fliegen wir das Kind sofort aus." Die Prüfung der Sauerstoffsättigung des Blutes des Kindes ergibt ein erschreckendes Bild, und der Mediziner fragt sich, ob er nicht intubieren soll, so dramatisch stellt sich die Situation dar.

Eine scheinbar endlose Zeit vergeht, bis der Hubschrauber schließlich auf Amrum eintrifft. Doch der Arzt, der im Helikopter mit nach Amrum gekommen ist, weigert sich, die Mutter mitzunehmen. *„Ich sagte, die Frau schläft in der Frauenklinik, ich regel das alles, und wenn sie privat bei meiner Kollegin übernachtet: Sie fliegt mit! Ihr könnt doch die Mutter nicht von dem Kind trennen."* (Antje)

Am anderen Morgen ruft der Vater des Kindes bei Antje an und erkundigt sich, wie er auf dem schnellsten Weg in die Kieler Klinik kommt. Die Ärzte wollen das Kind operieren. Am Nachmittag des gleichen Tages erhält Antje einen Anruf von der Mutter, die ihr sagt, dass die Ärzte gerade darüber diskutieren, ob sie die Geräte, mit denen das Kind versorgt wird, abschalten oder ein neues Herz einsetzen sollen.

Schließlich wird der Junge dreimal operiert, bis der Herzfehler endlich korrigiert ist. Er kam mit dem so genannten hypoplastischen Linksherzen-Syndrom auf die Welt. Bei diesem Herzfehler ist die linke Herzkammer so gut wie nicht vorhanden und die Körperschlagader hat einen viel zu geringen Durchmesser. Damit alle Organe des Kindes ausreichend mit sauerstoffreichem Blut versorgt werden, muss die Gefäßverbindung zwischen Lungen- und Körperschlagader geöffnet sein. Bei einem ungeborenen Kind ist das immer gegeben. Erst nach der Geburt verschließt sich diese Öffnung. Bei Bjarne kam es dann zu der bedrohlichen Situation mit Minderdurchblutung und unzureichender Sauerstoffversorgung, die dem Jungen beinahe das Leben gekostet hätte.

Intuition ist im Hebammen-Beruf von großer Bedeutung. *„Manchmal bist du unruhig. Es ist jetzt besser, noch einmal zu horchen, ein CTG zu schreiben, noch einmal hinzufahren, sagst du dir dann."* (Antje)

In Kiel geschah es häufiger, dass Antje sich sagte: „Ich gehe jetzt noch einmal zu der Frau und schaue, ob alles in Ordnung ist. Mal sehen, wie die Vorlage aussieht, ob sie nicht doch mehr blutet. Und oft war es dann auch so."

Manchmal stellt sie sich auf Amrum die Frage, wenn sie auf dem Weg zu einer Patientin ist: Warum fährst du denn jetzt schon los? Es ist doch noch Zeit.

Bei einer Geburt im Jahr 2011 spielt Antjes Intuition wieder eine Rolle. Bei dieser Frau hatte die Wehentätigkeit eingesetzt. Antje entscheidet, mit dem Rettungskreuzer nach Wyk zu fahren. *„Herr Ranke kam in den Kreißsaal, und da saß die Schwangere im Kreißbett und aß Jogurt. – Antje, was fährst du denn mit dem Retter, die kriegt doch kein Kind, sagte Herr Ranke. – Doch, sagte ich, die kriegt ihr Kind. – Herr Ranke: Die hat doch keine Wehen, ich komme in einer Stunde wieder."* (Antje) Als der Arzt nach einer Stunde zurückkommt, sind die Wehen sehr stark, und wiederum eine Stunde später ist das Kind geboren.

Die Zusammenarbeit mit Walther Ranke, dem Gynäkologen, der im Krankenhaus in Wyk als Belegarzt tätig ist, gestaltet sich angenehm und für die Schwangeren wohltuend. *„Auch unter der Geburt verstehen wir uns gut. Wir verständigen uns dann teilweise mit Blicken.* (Antje)

Der Arzt hat jedoch im März 2012 Föhr verlassen. Die Praxis wird seit dem 1. April 2012 von Frau Juliane Engel geleitet, mit der Antje in den vergangenen Jahren schon zusammengearbeitet hat.

26./27. April 2010, Alina, Till – Drei Geburten innerhalb von 24 Stunden – Doppelgeburt im Kreißsaal

„Ich hatte das noch nicht, dass ich zwei Frauen auf Föhr oder Amrum parallel entbunden habe, es lagen immer einige Stunden dazwischen. Im April vor zwei Jahren, da hatte ich innerhalb von 24 Stunden drei Kinder. Da wusste ich danach nicht mehr, wie ich heiße. Ich hatte schon

mehrmals zwei Geburten an einem Tag, aber es lag immer ein zeitlicher Abstand zwischen den Geburten." (Antje)

Nachts um ein Uhr beginnen bei der ersten Frau die Wehen. Das Kind wird kurz nach halb sieben am nächsten Morgen in Wyk geboren. Um acht Uhr erscheint eine zweite Schwangere von Amrum im Krankenhaus der Nachbarinsel zur Vorsorge. Nach der Untersuchung entscheidet Antje, dass sie erst einmal nicht nach Amrum zurückkehren soll. Gegen zehn Uhr des gleichen Tages ruft eine dritte Frau von Amrum an und sagt: „Antje, ich glaube, es geht los!"

Antje lässt sie mit dem Rettungskreuzer nach Wyk bringen. Am Nachmittag um 16:00 Uhr fährt sie mit der Frau, die zunächst nach der Vorsorge auf Föhr geblieben ist, mit der Fähre zurück auf ihre Heimatinsel. *„Ich sag: Im Zweifelsfalle kommen wir eben wieder. Ja, so war das denn auch. Ich war gerade zuhause, hatte geduscht, Abendbrot gegessen und saß hier um halb sieben und dachte: eigentlich müsste ich jetzt ins Bett gehen, denn ich war so müde. Kerstin (Antjes Kollegin auf Föhr, H. T.), hatte sich bereit erklärt, für mich Vertretung zu machen, falls die Frau in der Nacht entbinden sollte, die im Krankenhaus geblieben war. Doch dann klingelte das Telefon, und ich dachte: Ja, die Nummer kenn ich. Der Mann. sagte: Du musst sofort kommen, meine Frau hat starke Wehen und blutet."* (Antje)

So fährt Antje mit ihrer Patientin erneut nach Wyk, und es dauert keine Stunde, da ist das Kind geboren. Es ist 21.10 Uhr: *„Da konnte ich natürlich nicht mehr nachhause. Naja, Kreißsaal putzen, Kind versorgen, Schreibkram erledigen …"* (Antje)

Als sie schließlich gegen ein Uhr in der Nacht ins Bett gehen will, stürzt die Nachtschwester ins Zimmer und sagt: „Deine Patientin hat einen Blasensprung!" Antje ist mittlerweile seit vierundzwanzig Stunden wach, doch auch dieses Kind will noch zur Welt gebracht werden. Um halb fünf Uhr am Morgen macht es seinen ersten Schrei.

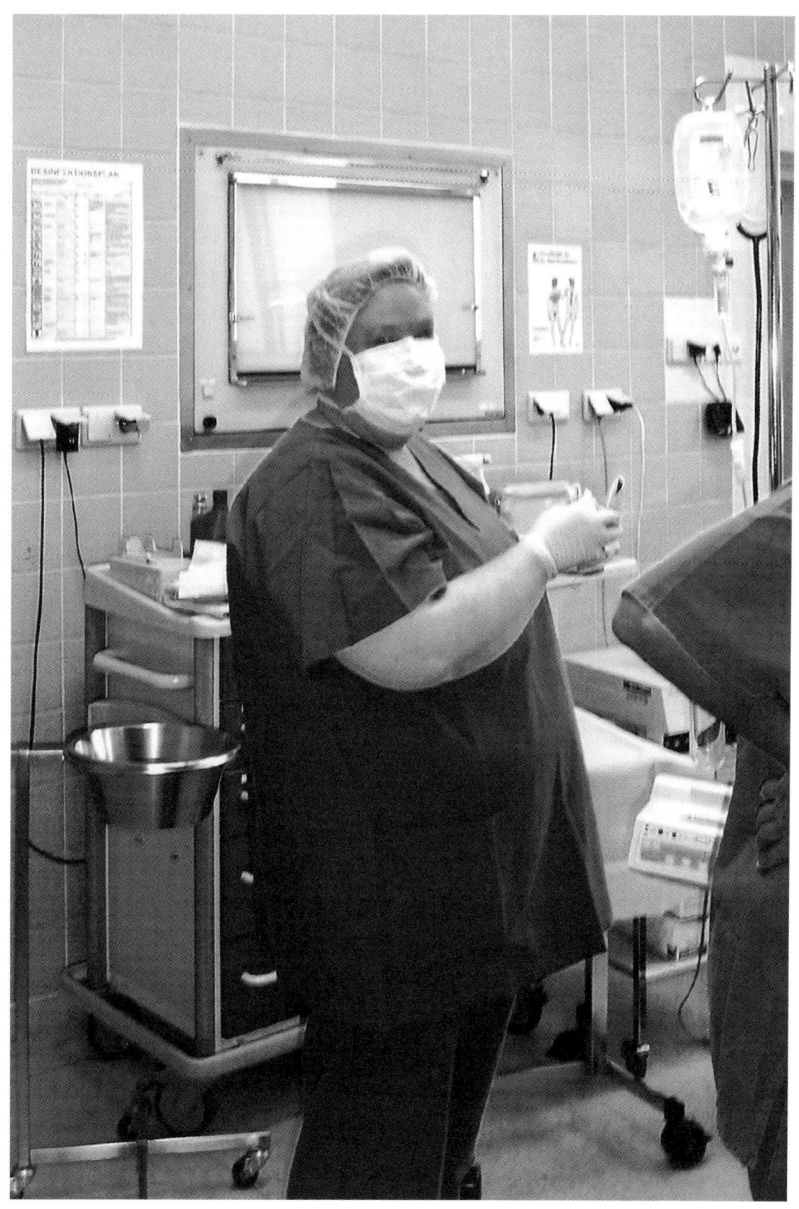

Antje im OP

Um acht Uhr am Morgen fährt Antje mit der Mutter und ihrem Baby mit der Fähre zurück nach Amrum. Um zehn Uhr liegt sie schließlich im Bett und fällt sofort in einen tiefen Schlaf.

Eine vergleichbare Belastungssituation erlebt Antje, als sie eine Vertretung auf Föhr übernimmt. Dort entbindet sie am 12. April ein Kind, am 14. ein zweites und am 17. schließlich ein drittes. *„Das war dann aber nur eine einmalige Situation, weil der Retter dann irgendwann gesagt hat: Wir sind hier kein Taxibetrieb."* (Antje)

8. Oktober 2007, Luca, Ben, Lisa

Das Kind droht, vier Wochen zu früh geboren zu werden. Antje entscheidet, dass die Patientin in ein Krankenhaus gebracht werden muss. Während sie noch mit der Schwangeren redet, sieht sie den Krankenwagen mit Blaulicht vorbeifahren. Antje ruft die Leitstelle an. „Ja, wir haben noch einen anderen Einsatz", sagt man ihr dort, „wie dringend ist es denn?" – „Fünf Wochen zu früh", antwortet Antje, „das Kind liegt in Beckenendlage, ich brauche zügig einen Krankenwagen und einen Hubschrauber." – „Kann die Frau denn auch sitzen?" – „Ja", antwortet Antje, „notfalls kann die auch sitzen, aber wir müssen jetzt mal so langsam weg." – „Mm, wie organisieren wir das jetzt? Ich melde mich wieder bei Ihnen", sagt die Frau in der Leitstelle und legt auf. Zehn Minuten später ruft sie wieder an: „Es kann kein Hubschrauber kommen", sagt sie, „schlechtes Wetter. Der Retter fährt."

Es gibt noch eine zweite Patientin auf dem Seenotrettungskreuzer, die wegen akuter Herzprobleme nach Dagebüll gebracht werden muss. Mit an Bord sind noch ein Arzt und ein Rettungssanitäter, die sich um die Herzkranke kümmern, während Antje die werdende Mutter umsorgt.

„Kurz vor Föhr warf die sich dann auf den Fußboden, dass ich dachte: Gott o Gott, jetzt kommt dieses Kind womöglich hier auf dem Fußboden in Beckenendlage fünf Wochen zu früh. Na ganz toll!, dachte ich." (Antje)

Antje ruft Herrn Ranke an und teilt ihm mit, dass sie nicht glaubt, dass sie es noch bis nach Dagebüll schaffen. „Na gut", sagt der, „wenn du glaubst, du musst kommen, dann musst du kommen." – „Ich untersuche die Frau kurz vor Föhr und entscheide dann, ob sie weiterfahren kann", sagt Antje. Der begleitende Arzt signalisiert ihr, dass mit der Herzpatientin so weit alles in Ordnung ist, sodass sie Wyk anlaufen können.

Die Mutter der Schwangeren folgt dem Seenotrettungskreuzer unterdessen auf der Fähre. Antje erreicht sie jedoch nicht auf ihrem Handy, deshalb ruft ein Mitglied der Retter-Besatzung auf der Fähre an: „Könnt ihr der werdenden Oma mal bitte Bescheid sagen, die sitzt irgendwo bei euch und geht nicht an ihr Handy, die soll in Wyk aussteigen."

Als Antje mit der Schwangeren das Krankenhaus erreicht, stehen Herr Ranke und das OP-Team schon in der Tür. Das Kind kommt um 16:49 Uhr per Kaiserschnitt zur Welt.

Am darauf folgenden Sonntag hat Antje Geburtstag. *„Morgens als erste Gratulantin rief dann eine werdende Mutter an: Du Antje, ich glaube, ich habe einen Blasensprung. Ach so, schob sie dann nach, herzlichen Glückwunsch erst einmal."* (Antje)

Antje macht sich auf den Weg, untersucht die Frau, stellt allerdings keinen Blasensprung fest. Doch da ruft schon die nächste Patientin an: „Du Antje, ich glaube, ich habe einen Blasensprung. Ach so, herzlichen Glückwunsch", fügt sie hinzu. Aber auch bei dieser Frau ist kein Blasensprung zu erkennen. *„Um 21.30 Uhr, ich hatte das Haus voll mit Geburtstagsgästen, dann kam der Anruf: Ich habe jetzt ein bisschen Wehen, doll ist das noch nicht, ich rufe dann wieder an."* (Antje)

Antje macht sich mit der werdenden Mutter gegen Mitternacht mit dem Rettungskreuzer auf den Weg nach Föhr. Morgens um sieben Uhr wird Ben schließlich geboren.

Eine zweite Amrumerin kommt an diesem Morgen nach Wyk zum Einleiten. Aber Wehen wollen sich nicht einstellen. *„Ich bin dann jetzt eigentlich etwas müde und würde gern schlafen wollen, dachte ich. Geht aber jetzt nicht."* (Antje) Abends um halb sechs ist Antje schließlich wieder zuhause. *„Ich hatte das Haus voller Besuch. Dann haben wir etwas gegessen, und ich bin gegen 21:00 Uhr erschöpft ins Bett gefallen."* (Antje)

Am nächsten Tag geht es dann erneut nach Föhr zum Einleiten. Das Kind wird schließlich am 10. geboren, sodass sie am 6., 8. und 10. Oktober Kinder entbunden hat. Alle Frauen bleiben zunächst im Wyker Krankenhaus. *„Dann hatte ich dort meine drei Nachsorgen. So bin ich von Zimmer zu Zimmer nach dem Motto: Guten Morgen, wie siehts hier aus?"* (Antje)

Zum Ende der Schwangerschaft gab es doch noch eine schwierige Situation zu bewältigen. Meine Frau hatte in der Nacht das Kind nicht gespürt und machte sich große Sorgen. Als unsere Tochter auch am Morgen nicht durch Tritte oder Drehungen auf sich aufmerksam machte, riefen wir Antje an und fuhren zu ihr. Sie suchte nach den Herztönen, aber ihr mobiles CTG fand nichts. Mein Gott!, dachte ich. Nächste Station war eine Kurklinik, in der mittels Ultraschall festgestellt wurde, dass mit dem Baby alles in Ordnung war. Mir fiel ein Stein vom Herzen! Am anderen Tag fuhren wir nach Wyk und ließen ein CTG schreiben. Auch das fiel völlig normal aus.

Ich war erleichtert. Antje hatte uns unmittelbar zur Seite gestanden, als wir ihre Hilfe brauchten, das medizinische Personal, das uns in schwieriger Lage betreute, tat sein Bestes, und die gynä-kologische Praxis in Wyk gab uns immer das Gefühl, gut aufgehoben zu sein. Alles war gut. (Hubertus)

8. Januar 2006, Tim, Jonas – Zwei Geburten an einem Tag

Am Morgen des Tages ruft eine Frau an und berichtet Antje, dass sie beginnende Wehen hat. Schon am Mittag wird das Kind per Kaiserschnitt in Wyk zur Welt gebracht. Allerdings konnte die Frau nicht gleich in den OP, da er noch besetzt war: ein Patient musste zunächst von seinem Blinddarm befreit werden. Die Fähre, mit der Antje zurück nach Amrum will, hat den Hafen gerade verlassen, da erhält sie einen Anruf von einem zweiten werdenden Vater: „Antje, du musst schnell kommen, die Wehen sind da." – „Schnell geht nicht", sagt Antje, „ich sitze auf der Fähre. Aber ich rufe Marret an, die wird sich kümmern."

Kurz vor Amrum sieht Antje auf dem Anleger das Blaulicht auf dem Dach des Rettungswagens. Dann erkennt sie den Seenotrettungskreuzer, der gerade ausläuft. „Hallo", denkt sie, „den brauche ich eigentlich jetzt." Antje fährt zu der werdenden Mutter. Die will unbedingt ins Krankenhaus. Antje ruft bei der Leitstelle an. Die sagen ihr: „Wir melden uns, sobald der Ret-ter wieder im Hafen liegt." Der Seenotrettungskreuzer kommt schließlich zurück, er bringt Antje und ihre Patientin nach Wyk, wo die Hebamme ihr zweites Kind an diesem Tag entbindet. Es ist gleichzeitig ihre 150. Geburt.

11. November 1997, Robin

Das erste Kind der Amrumerin wurde von Marret Claußen entbunden. Das ging sehr zügig. Die Insulanerin entband auf der Fähre im Krankenwagen. Beim zweiten Kind deutet sich Ähnliches an. Der Mann sagt zu Antje, als die Wehen immer stärker werden: „Wir müssen los!" – „Ne", sagt Antje, „wir kommen nirgendwo mehr hin, wir schaffen das nicht einmal mehr auf die Fähre." Tatsächlich wird kurze Zeit später das Kind geboren.

3. Oktober 1999, „Daniel Düsentrieb"

Es ist das dritte Kind der Amrumerin. Bei dem Jungen kommt Antje zu spät, er ist schon da, als sie eintrifft. Der Papa musste helfen.

7. November 1999, Melf

Das Kind will und will nicht kommen. Antje versucht, mit Tropfen und Globuli nachzuhelfen. Die Schwester des Ungeborenen sagt, wenn Antje ins Zimmer tritt: „Da kommt Bibi Blocksberg, Hex´ Hex´ aus Norddorf." Hanne meint, Antje sei Bibi Blocksberg, weil sie immer „Hexenkräuter" mitbringt.

Sexualkundeunterricht in der Schule

Nach den Ferien werden die Jungen und Mädchen von ihrer Klassenlehrerin aufgefordert, doch einmal zu erzählen, was sie in der freien Zeit erlebt haben. Sturm-Stina berichtet, dass sie mit Tante „Ansche" bei den Babys gewesen, das heißt, mit zu den Nachsorgeuntersuchungen gegangen ist. Sie hat zugeschaut, wie Antje Blut abgenommen, nach dem Nabel geschaut und der Frau das Baby an die Brust gelegt hat. Die anderen Kinder im Klassenraum hören begeistert zu. Die Lehrerin fragt sich: Wer ist denn „Tante Ansche"?, bis sie schließlich darauf kommt: Hallo, meine Hebamme heißt so!

Der Erfahrungsbericht Stinas veranlasst die Lehrerin, Antje anzurufen. In der 3. Klasse soll Sexualkunde unterrichtet werden, und die Lehrerin fragt Antje, ob sie nicht Interesse habe, den Kindern etwas von ihrer Arbeit zu erzählen. Na klar, sagt Antje, warum nicht. *„Erst hieß es: Ne Stunde vielleicht, du kannst aber auch länger. Letztlich wurden drei Schulstunden daraus. Das war ganz süß. Selbst Kinder, die sehr laut waren, wurden still. Du hättest eine Stecknadel fallen hören können."* (Antje)

Die Kinder stellen eine Geburt nach. Eines der Kinder darf die Schwangere spielen, ein anderes den werdenden Vater, ein Drittes die Hebamme. *„Es war ganz niedlich, als ich fragte: Wer möchte denn jetzt dieses Baby kriegen, da meldeten sich fünf Jungen. Das war ganz kurios."* (Antje)

Als Anschauungsmaterial hat Antje zwei Weckgläser mitgebracht. In das eine legt sie ein Ei, das sich wiederum in einer mit Wasser gefüllten Plastiktüte befindet. *„Ich habe zu einem Jungen gesagt: Du bekommst zwanzig Euro von mir, wenn du das Ei kaputt kriegst, aber das Glas muss heile bleiben. Und der hat geschüttelt und gemacht und getan. Dann habe ich gesagt: Ihr seid in Mamas Bauch ja auch nicht kaputtgegangen. Ja, sagten sie, stimmt auch wieder."* (Antje)

Bereitwillig beantwortet die Hebamme alle Fragen der Kinder: Wie verläuft die Nabelschnur? Wie wird das Baby im Mutterleib versorgt? Wieso heißt das denn Mutterkuchen? Eine mitgebrachte Babypuppe wird von den Kindern gewickelt und gesäubert.

Als Hausaufgabe sollen die Kinder daheim fragen, wie ihre Geburt damals verlaufen ist. In der nächsten Stunde berichtet ein Junge davon, dass er als Frühgeburt zur Welt gekommen ist. Er bringt ein Bild von einem Inkubator mit, zu dem Antje einige Erläuterungen gibt.

„Dann hatten wir eine Matte auf dem Fußboden, da sollte sich einer drunterlegen oder –hocken, wie er wollte. Dann haben wir ein Laken oben drübergelegt, dass man fühlen konnte, wie dieses Baby im Bauch liegt. Das hat den Kindern echt Spaß gemacht, mir aber auch. Vor allem waren das fast alles meine Kinder, echt süß." (Antje)

Am anderen Tag spricht sie der Vater eines der Kinder an und fragt: „Was hast du denn mit meinem Sohn gemacht? Der war so aufgeregt, dass er nicht einmal mehr in Ruhe Mittagessen konnte."

16. August 2003, Geburt auf Hooge

Die schwangere Frau von der Hallig Hooge kommt regelmäßig mit dem Adler-Express nach Amrum, um an der Geburtsvorbereitung im Schwimmbad des Hotels Seeblick teilzunehmen. In der Regel begeben sich die Bewohnerinnen der Halligen frühzeitig aufs Festland, um ihre Kinder dort zur Welt zu bringen. In diesem Fall soll die Geburt jedoch im Wyker Krankenhaus erfolgen, so ist es mit Antje abgesprochen.

Als Antje einen Anruf von der Hallig erhält, dass die Wehen eingesetzt haben, fährt sie mit dem Seenotrettungskreuzer nach Hooge. Von dort geht es dann weiter nach Wyk ins Krankenhaus. Der Papa des Kindes reist vom Festland an, um die Geburt seines Kindes mitzuerleben. In den folgenden Tagen fährt Antje regelmäßig mit dem Adler-Express nach Hooge, um sich dort um die Nachsorge zu kümmern.

26. Dezember 2007, Tade – Kind auf Langeneß

In der Nacht erhält Antje einen Anruf von einem Besatzungsmitglied des Rettungskreuzers. „Wir sind hier auf Langeneß. Hier kriegt eine Frau ein Kind. Wir sind gerufen worden, um Mutter und Baby aufs Festland zu bringen. Doch das Kind ist noch nicht geboren. Wir kommen jetzt und holen dich ab. Du bringst eine Trage mit und jemanden vom Rettungsdienst."

Was ist geschehen? Weil ein Hubschrauber wegen der schlechten Wetterbedingungen die Hallig nicht anfliegen konnte, wurde die „Eiswette" angefordert, die gegen vier Uhr auf Langeneß eintraf. Aber die Wehen kamen schon alle zwei Minuten, sodass die Frau nicht mehr transportfähig war. Doch ärztlicher Beistand ist notwendig.

Antje fährt nach Wittdün und wartet auf den Rettungskreuzer. In der Zwischenzeit erhält sie einen Anruf von der Gemeindeschwester auf Langeneß, die ihr mitteilt, dass sie eigentlich den Hubschrauber gerufen hat, weil das erste Kind der Frau auch schon zu früh geboren worden ist. Das sollte eigentlich auch im Krankenhaus zur Welt kommen, aber dann haben sie es mit dem Notarzt zuhause im Wohnzimmer entbunden. Dies ist nun das vierte Kind. Während Antje auf den Retter wartet, instruiert sie die Gemeindeschwester per Telefon, was sie machen soll. *„Ich also vom Fähranleger aus Kommandos gegeben. Was siehst du? Was fühlst du?"* (Antje)

Schließlich trifft der Rettungskreuzer ein. Doch als das Schiff nach zwei Stunden auf Langeneß festmacht, ist das Kind mittlerweile geboren worden, genau um 6.34 Uhr. Der Ehemann führt Antje ins Schlafzimmer und sagt: Das ist meine Frau. *„Und ich: Hallo Britta! Der Mann guckt mich an. Und sie: Hallo, Antje! Woher kennt ihr euch?, fragt der Mann. Weil wir verwandt sind!, sage ich. Sie war die Tochter meines Cousins."* (Antje) Antje versorgt Mutter und Kind, sagt der Gemeindeschwester, was sie beachten soll in den kommenden Tagen. Die Nachsorge erfolgt telefonisch.

17. Mai 2001, Katharina

Zwillinge hat die Frau schon zur Welt gebracht, nun will das dritte Kind geboren werden. Mit dem Seenotrettungskreuzer soll es nach Wyk gehen, aber das Schiff liegt gerade in der Werft. Der Vater sagt: „Mein Bruder hat ein Boot." Aber bedauerlicherweise ist das noch nicht zu Wasser gebracht worden.

Schließlich kommt die „Eilun", ein Ausflugsschiff, das von dem Amrumer Bandix Tadsen betrieben wird, zum Einsatz. Wenn weder Rettungskreuzer noch Fähre zur Verfügung stehen, um von Amrum nach Föhr zu kommen, springt Bandix Tadsen ein. An Bord der „Eilun" drückt das zweite Besatzungsmitglied Antje einen Besen in die Hand und fordert sie auf, an die Decke zu klopfen, wenn irgendetwas nicht in Ordnung ist.

Als sie in Wyk ankommen, steht Antje mit der schwangeren Frau am Hafen und wartet auf ein Taxi: *„Ich habe gar nicht geschaltet. Ich hätte ja auch einen Krankenwagen ordern können, aber wir haben dann auf das Taxi gewartet, und die Wehen wurden immer schlimmer. Aber das Kind ist dann doch eine Stunde später im Krankenhaus zur Welt gekommen. Aber da habe ich auch gedacht: Prima, nachts auf dem Fähranleger in Wyk, jetzt kommt das Kind hier. Hoffentlich kommt das Taxi bald."* (Antje)

2./9./16. Dezember 2001 – Laura, Paula, Marten, Jannis

Am ersten, zweiten und dritten Advent steht Antje ihren Amrumer Frauen bei der Geburt ihrer Kinder zur Seite, am dritten Advent sind es sogar zwei Kinder.

Mit einer Frau ist sie einen Tag vor dem dritten Advent nach Föhr gefahren. Sie hat einen Blasensprung und bleibt im Wyker Krankenhaus. In der Nacht klingelt Antjes Handy. Eine zweite Schwangere ist am Apparat. Sie will unter allen Umständen daheim das Kind zur Welt bringen. Das erste Kind wurde in Flensburg geboren, doch nun möchte sie unbedingt eine Hausgeburt. Antje sagt: „Es tut mir leid, aber ich bin mit deiner Nachbarin in Wyk." Marret Claußen hat der Frau ihre Hilfe angeboten, sie zuhause zu entbinden, aber die möchte, dass Antje das Kind zur Welt bringt. *„Alle zehn Minuten klingelte dann mein Handy in diesem Krankenhaus. Der Rettungsassistent rief an und sagte: Antje, es dauert nur noch einen Moment, bis wir bei dir sind, es ist spiegelglatt. Na, sagte ich, das möchte ich mal sehen, wie du zu mir kommst, ich bin in Wyk im Krankenhaus. Aber keine Panik, Marret ist da."* (Antje)

Schließlich erreicht auch die zweite Frau die Nachbarinsel und bringt ihr Kind zur Welt. *„Dann kam Gunnar (der Ehemann der ersten Frau, H. T.) und klopfte an die Kreißsaaltür. Ich sagte: Herein! Gunnar sah mich, wie ich dieses Kind (der zweiten Frau, H. T.) im Arm hatte. Dem entglitten alle Gesichtszüge. Ich sagte: Gunnar, keine Sorge! Ist nicht deiner! Ja, die hat dann ein paar Stunden später ihren Sohnemann bekommen. Das war dann der dritte Advent."* (Antje)

Dann war es endlich so weit. Das heißt, es war eigentlich schon hinter dem „so weit", denn unsere Tochter verbummelte ihren Geburtstermin, machte es uns aber dadurch etwas leichter. Denn es gab kein „Jetzt aber schnell! Wir müssen los, wie und mit wem auch immer." Der Seenotrettungskreuzer kam nicht zum Einsatz, auch nicht der Hubschrauber, stattdessen fuhren wir mit der Fähre nach Wyk, um im Krankenhaus die Geburt einleiten zu lassen. Antje war immer an der Seite meiner Frau, überwachte am ersten Tag im Kreißsaal

das CTG, aber eine zur Geburt füh-
rende Wehentätigkeit wollte sich nicht
einstellen.

Das geschah dann erst einen Tag später.
Meine Frau bekam so heftige Wehen,
dass Antje sicher war, dass am Abend
das Kind geboren würde. Das geschah
dann auch. Um 21:09 Uhr brachte
meine Frau Anna Luisa mit der Unterstützung von Herrn Ranke und Antje
zur Welt. Was für Stunden! Was für ein
Augenblick, als wir das Kind im Arm
hielten! Alles war gut! Wie hatte ich
je Bedenken gegen die medizinische
Betreuung auf Amrum haben können?

Wir blieben eine Nacht im Krankenhaus und fuhren am Folgetag zurück
nach Amrum. Ja, am Folgetag. Das
Wetter war scheußlich, ich fragte mich,
ob es klug war, das Baby diesem Wetter
auszusetzen, aber zwei Stunden später
waren wir schließlich zuhause. Zuhause. Unser kleines Zuhause auf Amrum,
wo Antje am gleichen Abend noch
einmal vorbeischaute.

Antje betreute uns auch in den folgenden Tagen mit großer Umsicht und
Sorgfalt. Sie erzählte, erklärte, lachte,
dass meine Bedenken, ob ich denn auch

alles richtig machte mit dem kleinen Menschenwesen – Windeln, Anziehen, Waschen usw. – gegenstandslos wurden. Das war es: Antje hatte uns immer das Gefühl vermittelt, dass alles gut ist. Macht euch keine Sorgen, wir – wir! – schaffen das schon. Das war kein angestrengter Optimismus, nein, das war – ist – ihre Wesensnatur, die sie lebte, schlicht und einfach lebte.

Alle meine Sorgen, die ich zu Beginn und im Verlaufe der Schwangerschaft hatte, waren gegenstandslos gewesen. Die medizinische Betreuung war gut, jeder, den wir trafen, wusste, was er zu tun hatte. Aber noch wichtiger als das Fachwissen des medizinischen Personals war die Liebenswürdigkeit und Herzlichkeit der Menschen, die uns halfen. Antje stand – und steht – hier ganz weit oben. Danke! (Hubertus)

26. Februar/5. März 2005 – Niklas, Tim

Melanie, eine Angestellte des Rettungsdienstes, ist mit ihrem zweiten Kind schwanger. Sie hat mit einer Schwangerschaftsvergiftung zu kämpfen. Der Pilot des angeforderten Hubschraubers teilt mit, dass sie es wegen schlechten Wetters wohl nicht bis Flensburg schaffen. Zur Not müssen sie runter auf die nächste Wiese. Aber schließlich fliegen sie doch noch bis zum Flughafen vor den Toren Flensburgs. Von dort geht es mit dem Rettungswagen weiter in die Klinik. Das Kind wird schließlich am nächsten Tag geboren.

Ein paar Tage später ist Antje auf Amrum mit einer drohenden Frühgeburt konfrontiert. Das Kind will vier bis fünf Wochen vor dem Termin geboren werden. Die Frau hat einen vorzeitigen Blasensprung, aber keine Wehen. Nachts fährt Antje mit der Schwangeren mit dem Rettungskreuzer nach Dagebüll. Ein Hubschraubereinsatz ist wegen der widrigen Witterungsbedingungen nicht möglich. In Dagebüll warten sie eine Stunde auf den Rettungswagen. Im Schneetreiben geht es weiter nach Flensburg. Morgens um sechs steht sie bei ihrer Freundin Melanie im Zimmer, die sie mit großen Augen anstarrt: „Was machst du denn hier?" – „Nachsorge", frotzelt Antje, „Wochenbettbesuch! Ich will mal sehen, wie es dir geht."

Grenzsituationen

In diesem Jahr hat Amrums Hebamme bereits „ihr" 250. Kind in Armen halten können. Situationen, in denen Leib und Leben von Mutter oder Kind gefährdet waren, erlebte sie in den zurückliegenden fünfzehn Jahren glücklicherweise selten.

Zu den Kindern, bei denen sie Sorge hatte, es zu verlieren, gehörten „Sturm-Stina", die aber die schwierige Geburt unbeschadet überlebte, und Bjarne, der dank Antjes Intuition gerettet werden konnte.

Immer wieder kommt es vor, dass Kinder unter einer Neugeborenengelbsucht leiden, die im Krankenhaus behandelt werden muss. Der Kinderarzt entscheidet, ob das Baby nach Flensburg in die Klinik gebracht werden muss. Die Gelbsucht entsteht dadurch, dass in erhöhtem Maße Bilirubin, ein Abbauprodukt des roten Blutfarbstoffes Hämoglobin, in die Haut eingelagert wird. Dieser Vorgang ist natürlich und in der Regel harmlos. Die Bilirubin-Konzentration kann jedoch so stark ansteigen, dass sie ins Gehirn eindringt und es dort zu Zerstörungen empfindlicher Strukturen kommt „*Da hast du dann auch die Verantwortung oder für Mutter und Kinder in der Nachsorge. Dass du dich kümmern musst und tun und machen. Es ist auch alles eine organisatorische Frage, dadurch, dass ich halbtags noch im Laden arbeite. Dann kommen die Kurse noch hinzu und die Nachsorge.*" (Antje)

Zweifel 2012

Nach fünfzehn Jahren Berufstätigkeit als Hebamme auf Amrum plagen Antje Zweifel, ob sie ihre Arbeit noch fortführen kann und soll.

„*Ja, wenn ich dann wieder so eine Geburt hatte mit einer Frau, die ewig über Termin war, mit Einleiten rüber nach Föhr, dann denkst du: Jetzt wartest du schon drei Wochen auf dieses Kind, jetzt wartest du noch eine Woche länger … Jetzt wartest du vier Wochen, dass dieses Telefon endlich klingelt. Und wenn du dann die Geburt gemacht hast und alles schön ist, dann denke ich: Willst du das wirklich aufgeben? Dann denke ich immer wieder, wenn ich nachts nicht schlafe: Was machst du eigentlich für einen Unsinn? Warum bist du eigentlich hier? Geh doch einfach wieder ins Krankenhaus, das ist doch viel einfacher.*" (Antje)

„*Im April habe ich eine Frau am fünften, eine am fünfzehnten und eine am zwanzigsten am Start. Das sind zwei erste Kinder. Da weiß ich, dass ich viele, viele Stunden bei der werdenden Mutter bin, bis das Kind geboren ist. Und ich bin mindestens eine Stunde zur Nachsorge pro Sitzung. Wie der Zufall es will, entbinden die alle um den fünfzehnten oder zwölften April, sodass du dann drei Nachsorgen hast. Und wenn du dann noch deine Kurse hast, die Wiegestunde da mit rein platzt und du dann noch voll arbeiten musst, das geht einfach nicht.*" (Antje)

Schöne Erlebnisse

Antjes Arbeit, ihre gesamte Existenz ist eng mit Amrum und dem Inselleben verbunden. Verbundenheit ist es, die sie spürt, wenn sie an die vielen Jungen und Mädchen denkt, bei deren Geburt sie geholfen hat. Antje weiß, was sie an ihrer Insel und ihren Menschen hat – und gleichzeitig schätzen die Amrumer ihre Hebamme und danken ihr ihren Einsatz immer wieder auf vielfältige Weise.

Vor einiger Zeit hatte Antje ein Gespräch mit ihrer Physiotherapeutin. „Mama, mit wem hast du denn gerade telefoniert?", wollte der vierzehnjährige Sohn wissen. – „Mit deiner Hebamme", sagte die Mutter. – „Du", erwiderte der Junge, „sag ihr noch einmal vielen, vielen Dank!"

Eine besondere Anerkennung erhielt sie im Oktober 2009. Im Rahmen der NDR-Sendung „Ein Geschenk für Dich!" versammelten sich am Norddorfer Strand Frauen und Kinder, die Antje in den zurückliegenden Jahren betreut hatte. Antje, die angenommen hatte, dass das Fernsehteam lediglich eine kleine Reportage über sie drehen wollte, war vollkommen überrascht – und gerührt. Else Böling, die Oma Stinas, war zuvor von der Reporterin gefragt worden, womit sie Antje denn eine Freude machen könnten. „Na, Antje macht gerne Kreuzfahrten", antwortete sie. So erhielt sie als „Dankeschön" einen Gutschein für eine Mini-Kreuzfahrt nach Oslo überreicht.

Eine Anerkennung ihrer Leistung sind auch die vielen Dankeschöns in den Tageszeitungen, die Einladungen zu Taufen, auf denen dass das „Lieblingslied der Hebamme" gesungen wird:

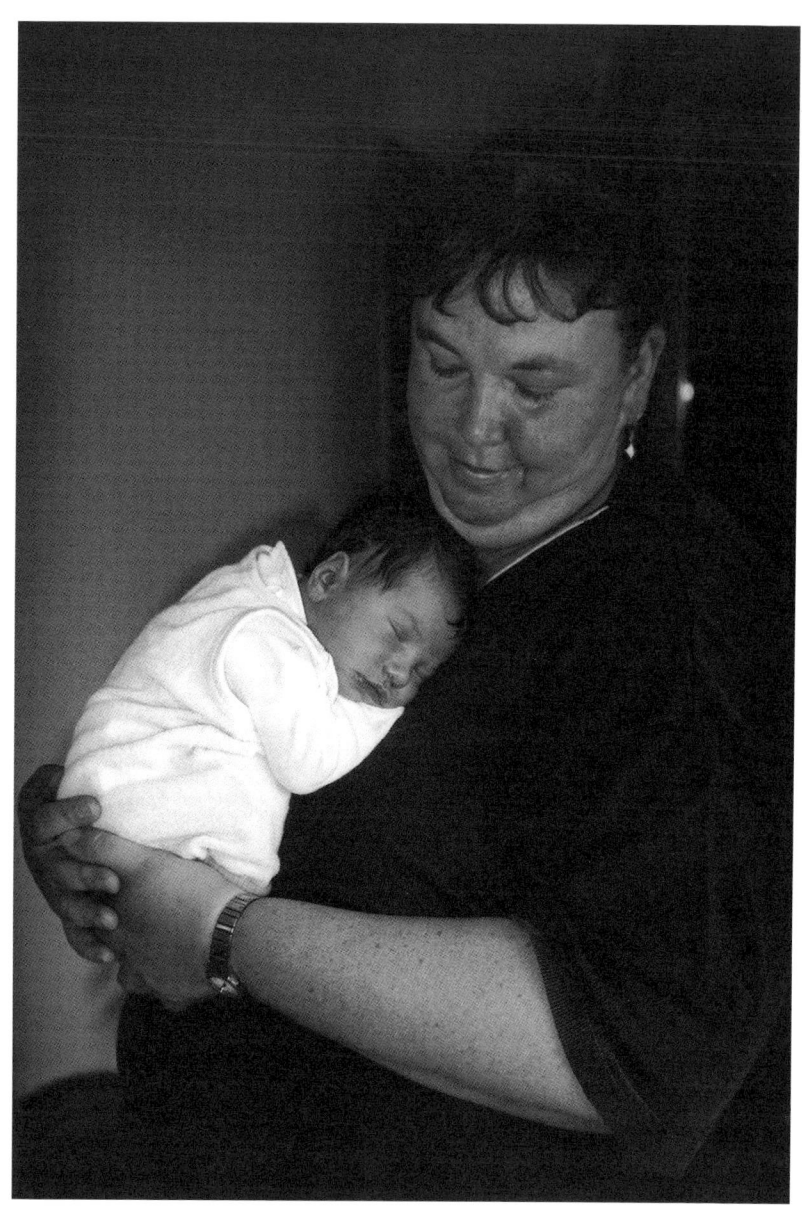

Antje mit Josephine

„Wenn einer sagt: „Ich mag dich du,
ich find dich ehrlich gut!"
Dann krieg ich eine Gänsehaut
und auch ein bißchen Mut.

Wenn einer sagt: „Ich brauch' dich,
du, ich schaff es nicht alleine."
Dann kribbelt es in meinem Bauch,
ich fühl mich nicht mehr klein.

Wenn einer sagt: „Komm geh mit mir,
zusammen sind wir was!"
Dann werd' ich rot, weil ich mich freu',
dann macht das Leben Spaß.

Gott sagt zu dir: „Ich hab dich lieb.
Ich wär' so gern dein Freund!
Und das, was du allein nicht schaffst,
das schaffen wir vereint."

Aber auch zu Hochzeiten oder Geburtstagen der Kinder, denen sie auf die Welt geholfen hat, wird sie immer wieder eingeladen.

Nachgedanken

Hebamme auf Amrum zu sein, ist kein Beruf wie jeder andere. Die Tätigkeit erfordert in weit höherem Maße Einsatzbereitschaft, Flexibilität, ja, beinahe Aufopferungsbereitschaft als manch andere Arbeit. Ganzjährig in Rufbereitschaft für werdende Mütter zur Verfügung zu stehen, aus dem Bett zu springen, wenn Hilfe gebraucht wird und konzentriert und einfühlsam der Patientin zur Seite zu stehen, braucht neben physischer und psychischer Belastungsfähigkeit auch eine gehörige Portion Idealismus und Liebe zum Beruf. Beides besitzt die Amrumer Hebamme in großem Maße. Warum ihre Arbeit nicht in einem angemessenen Rahmen honoriert wird, ist schwer nachzuvollziehen. Es bleibt zu hoffen, dass Antje ihrer geliebten Insel als Hebamme erhalten bleibt und hilft, noch viele Kinder in die Welt zu bringen. Dem werdenden Vater, der ich damals war, hat sie auf eindrucksvolle Weise gezeigt, dass in dieser Situation zweierlei wichtig waren und sind: eine immer helfende Hand und ein mitfühlendes Herz.

Gott sagt zu dir: „Ich hab dich lieb.
Ich wär' so gern dein Freund!
Und das, was du allein nicht schaffst,
das schaffen wir vereint."

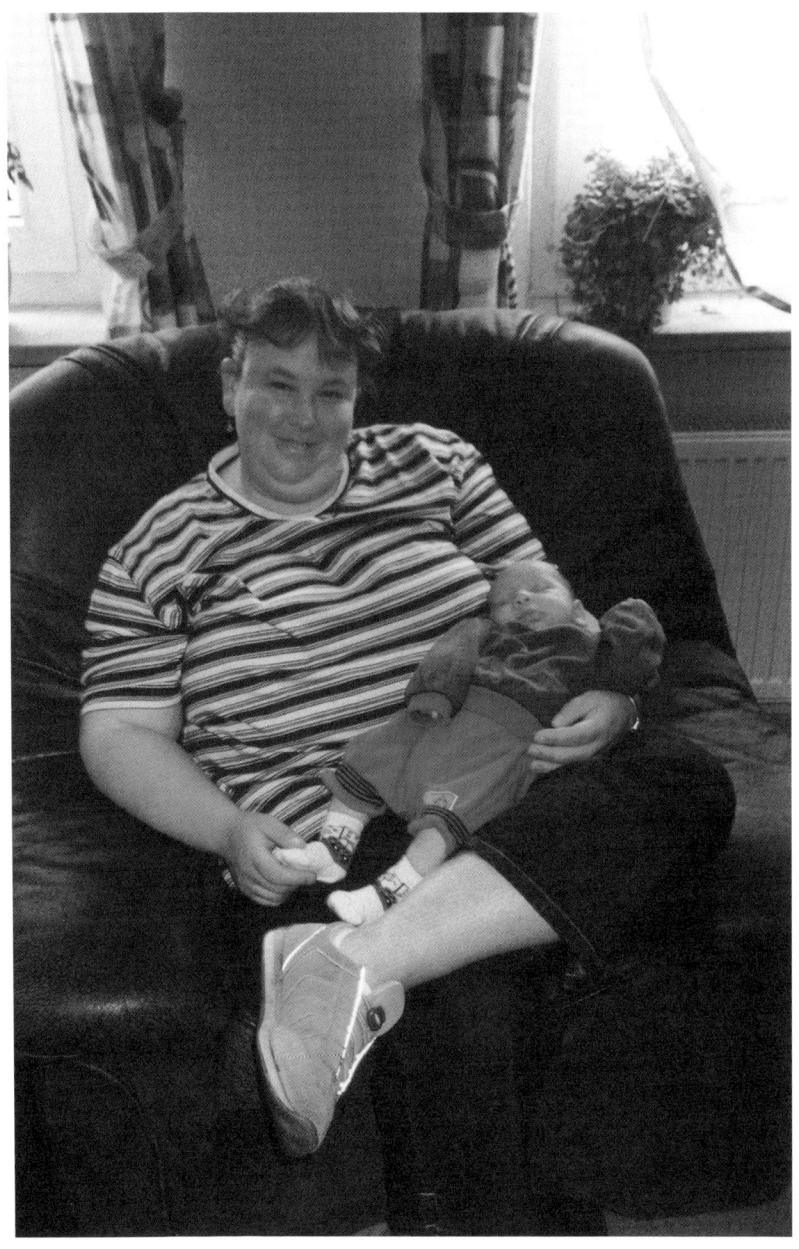

Anmerkungen

[1] Die U 1 ist die erste Kindervorsorgeuntersuchung, die Erkrankungen bei Babys, Kleinkindern und Kindern erkennen soll, um möglichst schnell und effektiv eine Therapie einleiten zu können. Die Vorsorgeuntersuchungen begleiten die/den Heranwachsende/n bis zum 17. Lebensjahr.

[2] Die PDA ist eine Regionalanästhesie, die zu einer zeitweisen Funktionshemmung bestimmter Nervensegmente führt. Bei der Spinalanästhesie, ebenfalls eine rückenmarknahe Form der Regionalanästhesie, wird noch tiefer gestochen, sodass Rückenmark und Nervenfasern im Spinalkanal innerhalb weniger Minuten betäubt werden.

[3] Bei Säuglingen kann es schon am ersten Lebenstag zu schweren Blutungsneigungen aufgrund eines Vitamin K-Mangels kommen. Gefürchtet ist dabei besonders eine mögliche Hirnblutung.